心理的安全性を高めて感情労働がラクになる

もう作り笑い
なんて必要ない!

みんなの
ネガティブ感情のおてあて

井上智介
精神科医

ライフサイエンス出版

はじめに

「感情をコントロールするのはもうムリ」そんなことはありませんか？

いまあなたは「もう職場で笑顔なんてつくれない……」と苦しい表情をしていませんか？　どんな仕事でも、働いている時にお客さんとの関係でイライラすることがありますし、時には、悲しい気持ちになることもありますよね。普通なら、そんな時に、笑顔をつくるなんてことができるはずもありません。しかし、誰かから「笑顔で！」と直接いわれたわけでもないのに、お客さんの前では常に笑顔でいることが求められてしまう気がする……。

もちろん、そうした状況に置かれることでスキルが磨かれ、学びを得ることもあることでしょう。とはいえ、**職業上いつでも笑顔でいることが求められるようであれば、それはとてもしんどいことです。**職場にはびこる同調圧力を感じ取って、心の中にある本当の気持ちをグッと抑え込んで笑顔をつくり出していると、ヘトヘトになってしまうはずです。あなたが真剣に仕事に向き合えば向き合うほど、周囲が求める人物像とのギャップに「社会人として失格ではないか？」とまで思い詰めてしまうことさえあるのではないでしょうか？

また、この悩みのつらいところとして、「仕事ってそんなものじゃない？」と、周囲の人がなかなか理解して寄り添ってくれないことがあります。それどころか、「私のほうがしんどいよ」と〝しんどいマウント〟をとってくる人すらいます。すると、あなたは、仕事でつらい思いをしていても「これくらいで弱音を吐いたらダメだ」と、自分に言い聞かせるようになってしまうことでしょう。たとえば、上司から「それくらいがんばらないとダメだ」と突き放されるかもしれないと思ったり、同僚にこんな話をしたら心配をかけてしまうかもしれない、と思ったり……。**真面目な人であればあるほど、仕事でつらい思いをしていることを誰にも打ち明けることができなくなってしまうことでしょう。**

こうした状態を放置しておくと、あなたの活動エネルギーはどんどん低下していき、挙句の果てには何をしていても落ち込んだ気持ちが続くようになってしまいます。場合によっては、いままで楽しめていた趣味などに対しても意欲が湧かなくなってしまうかもしれません。さらに、夜になかなか寝付けなかったり、何度も途中で目が覚めたりして適切な睡眠が取れなくなったり、一日中イライラして、他人と接することを極力避けたりしてしまうこともあるでしょう。

もちろん、このような状態に陥ってしまうと、仕事にも大きな影響を及ぼします。集中力や思考力が低下するので、当然ながら効率よく仕事をこなすことができなくなります。精神的にも大きな疲労感が現れ、頭痛やめまい、腹痛などの身体的な症状も自覚するようになります。このような症状を抱えながら職場に向かおうとしても、朝から仕事への不安や恐怖が込み上げてきて、身体がまるで鉛のように重たく動けなくなってしまうこともあります。最終的には、冷や汗や動悸がひどくなって、休職や最悪の場合、退職を考えなければいけない場面も出てきます。

どうでしょうか？　あなたの職場の状況と照らし合わせて思い当たる節はありませんか？　このように職場で感情をうまくコントロールできないでいると、状況はさらに悪い方向に進んでいってしまいます。対症療法として頭痛薬を使ったり、胃薬や吐き気止めの薬を使ったりしたとしても根本的な解決にはなりません。本書は、職場で感情をコントロールすることにしんどさを感じているあなたに具体例を交えながら、そのつらさをもたらしている原因や対応方法について解説します。この方法を身につければ心身のエネルギーをすり減らすことなく、仕事を乗り切れるに違いありません。ぜひ、本書を読んで実践してみてください。

そこで、本編に入る前に**感情をコントロールすることにしんどさを感じた時に押さえておきたいポイントを四つ紹介します。**職場でつらさを感じたら、これらのことを思い出してみてください。

1 しんどさを感じている自分と向き合ってみよう

自分の内側にある感情を素直に受容してあげてください。働いていてしんどい時もイライラする時もあるでしょうが、その感情を決してなかったものにはしないでください。

「しんどい時にはしんどいと思っていいんだ」「イライラしたのは事実だから、それでいいんだ」と自分に優しく語り掛けてあげてください。

そして、**自分の感情を抑え込んで、無理して笑顔をつくっている毎日がどれだけエネルギーを消費しているのかについて目を向けてみましょう。**そこから生まれているつらさは、あなたが職場でどれだけ立派に役割を果たしてきたかの裏返しでもあります。そんな自分に誇りを持ってください。

2 感情をネガティブにとらえず、自分が最大の味方であるという意識を持とう

仕事の本音を誰かに伝えるのは怖いことです。もしかすると、それによって相手との関係まで変わってしまうこともあるかもしれません。しかし、その気持ちは自然なものなのであまりネガティブに考え込まないでください。**誰よりもあなたが自分自身のつらさや苦しみを深く理解しています。**常に自分自身が優しく寄り添ってくれる一番の味方だと意識してみましょう。

3　仕事から離れて何気ない時間を確保しよう

職場から離れたら、自分を労わり、甘やかす時間をつくりましょう。たとえば、自分の好きなことに熱中できる時間、喫茶店で何も考えずにホッと一息つける時間、大切な人といっしょに歩いている時間など、**仕事から離れている何気ない時間こそが心のケアになっていることを忘れないでください。**こうした時間があるからこそ明日からの仕事に立ち向かっていけるのです。

4　一人で抱え込まず誰かに相談しよう

しんどさを一人で抱え込むのがつらくなった時は、誰かに聞いてもらうことも自分を癒すことになります。**あなたが信頼できる人に素直に自分の感情を伝えてみましょう。**恋人や家族、友人、同僚、誰でもかまいません。もし身近にそうした人がいなければ、精神科医やカウンセラーなどの医療従事者を頼ることも選択肢の一つです。

あなたが抱え込んでいる本音を外に出すことで、心の重荷を少しずつでも降ろしていけるはずです。信頼する人を見つけて相談できれば、おそらく拍子抜けするくらいにあなたのことをすんなりと受け入れてくれるでしょう。

これまで職場で必死にがんばってきたあなたはきっと困難も乗り越えられるはずです。心から自分を信頼してあげてください。もし、少しでも不安が残るようなら、本書がそっとあなたの背中を押すので安心してください。

第1章 あなたの仕事は感情労働かも？

第2章 心理的安全性を高めて感情労働がラクになる

第3章

自分を守る感情演技術

第4章

自分をすり減らさない感情整理術

第5章 感情労働のおてあて

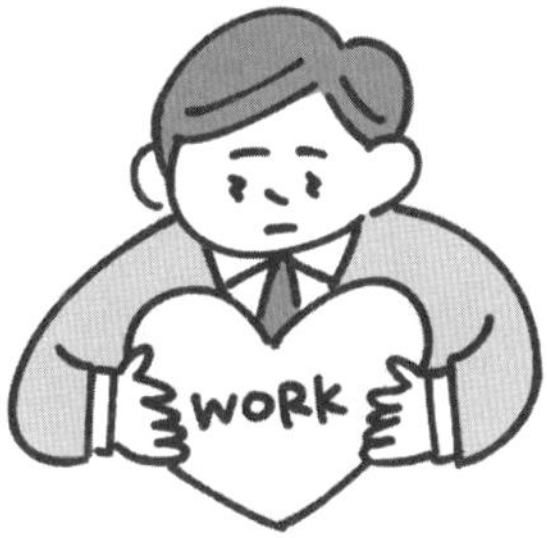

第1章

あなたの仕事は感情労働かも？

1

過熱するサービス競争が働くあなたを壊す

昨今のビジネスの現場では、価格競争だけでは飽き足らず、サービス競争も過熱しています。たとえば、インターネットでものを売買するＥコマース。もしあなたが、何かの商品をＷｅｂで購入するならば、より迅速に効率的な配送をしてくれるサービスを選ぶのではないでしょうか？

企業によっては、当日配送をしてくれる場合もあり、お客さん側もそのようなサービスの提供を当たり前のように思っています。また、そうしたニーズの上昇に伴い、運送業やデリバリーの分野においても、より迅速で正確性の高い配達の手段が求められています。もし、到着の予定時刻から数分でも遅れるようなことがあれば、お客さんから激怒されてしまうことさえあります。このように、たとえ同じ商品やコンテンツを提供していたとしても、**お客さんからの企業や従業員に対する要求のハードルはどんどん高くなっているのです。**

一方、スマートフォンを販売する通信事業者もサービス競争に大きく巻きこまれています。料金プランの安さやネットワークのカバー率の高さ、インターネットの回線速度が速いことなどはもはや当然のことです。店舗におけるカスタマーサポートについても、スマートフォンの調子が悪いお客さんの悩みや不安に対し、まるで心理カウンセラーのような深い共感を抱きながら寄り添う接客姿勢が求められます。

さらに、インターネットの発達もあり、現代社会のお客さんはＷｅｂで検索すれば、より多くの情報を簡単に入手できるようになっています。同業他社との比較も簡単にでき、従業員の迅速な対応や豊富な知識とサポート、顧客第一主義などを求めるようになっています。このように、サービスの根幹である誠実で正確な対応に加えて、お客さんは従業員のあなたに対し、これまで以上に「感情」を提供することを期待しています。

そして、相手の期待が適正なものなのかすら判断が難しいビジネスの現場では、たとえお客さんが一方的な誤解をしていたとしても、まずはしっかりと相手の言い分や期待に耳を傾けて、耐え忍ぶことが要求されます。**しかし、従業員のあなたがどれだけ心を尽くして対応しようともお客さんがそれに応える義務はありません。**むしろ、あなたの期待に見合ったリターンが返ってくることのほうがまれではないかと思います。日々、誠心誠意仕事に取り組んでいるあなただからこそ、その努力がお客さんに理解されていないと感じてしまうと、深い悲しみとなり、仕事へのやる気が削がれてしまうこともあるのではないでしょうか？

2

感情労働とは？

もし、いまの話に思い当たる節があって、ドキッとしたなら、あなたの仕事は「感情労働」がメインなのかもしれません。ちなみに、「肉体労働」や「頭脳労働」という言葉を聞いたことはありませんか？　感情労働は、これらの概念に並んで社会学者のアーリー・ラッセル・ホックシールドが１９８３年に発表した著書『The Managed Heart』の中で初めて紹介した働き方の一種です。**感情労働とは、ざっくりといえば「お客さんに不満を感じさせないように自分の感情をコントロールして、ポジティブに振る舞い、賃金を得る働き方」です。**あなたの本来の感情を表に出すのではなく、職場や社会環境における特定の役割に応じて、感情を抑え込んだり、変換したりするプロセスが生じるのが特徴です。

最近では、ビジネスの現場でも「おもてなし」や「ホスピタリティ」という言葉をよく耳にするようになりましたが、これらの基盤となっているのもこの働き方なのです。たとえば、客室乗務員や販売員、営業職はお客さんとの直接のコミュニケーションが要求されるので、まさに感情労働の代表的な職種だといえます。また、子供の前で模範的な態度が要求される教師や保育士も感情労働が要求される職種といえるでしょう。これらの職種は、相手がどのような行動をとろうとも、気持ちよく感じてもらえるように忍耐強く対応することが求められます。そのためには、時にイライラや怒りの感情を抑えて、共感を示すことが必要になるのです。

その一方で、感情労働がもたらすのは、マイナスの側面ばかりではありません。**自分の感情をコントロールし続けるプロセスによって、相手が求めていることを即座に察知したり、その反応を見ながら自分がどう振る舞うべきかを判断したりする能力が養われるため、ビジネスパーソンとしての成長が期待できます。**たとえば、保育士のように子供と接する職業の人は、子供を自由にノビノビと過ごさせてあげたいと思っていますが、その一方で、子供は危険を顧みずに自由に行動してすぐにほしいものを手に入れようとします。こうした時にルールや順番を守ることを伝えて、行動を我慢させたり、禁止したりすると、子供との間で心理的な対立が起こる場合があります。しかし、そのような時も自分の感情をコントロールして、子供との対立を和らげることによって、お互いの良好な関係を維持し、さらに深めることもできるのです。

しかし、相手の要求に応えるために自分の本当の気持ちをずっと抑え込んでコントロールし続けることは、大きな疲労感につながり、バーンアウト（p162）の原因にもなります。自分の本音と周囲から要求される感情とのギャップは、ストレスをどんどん蓄積させせ

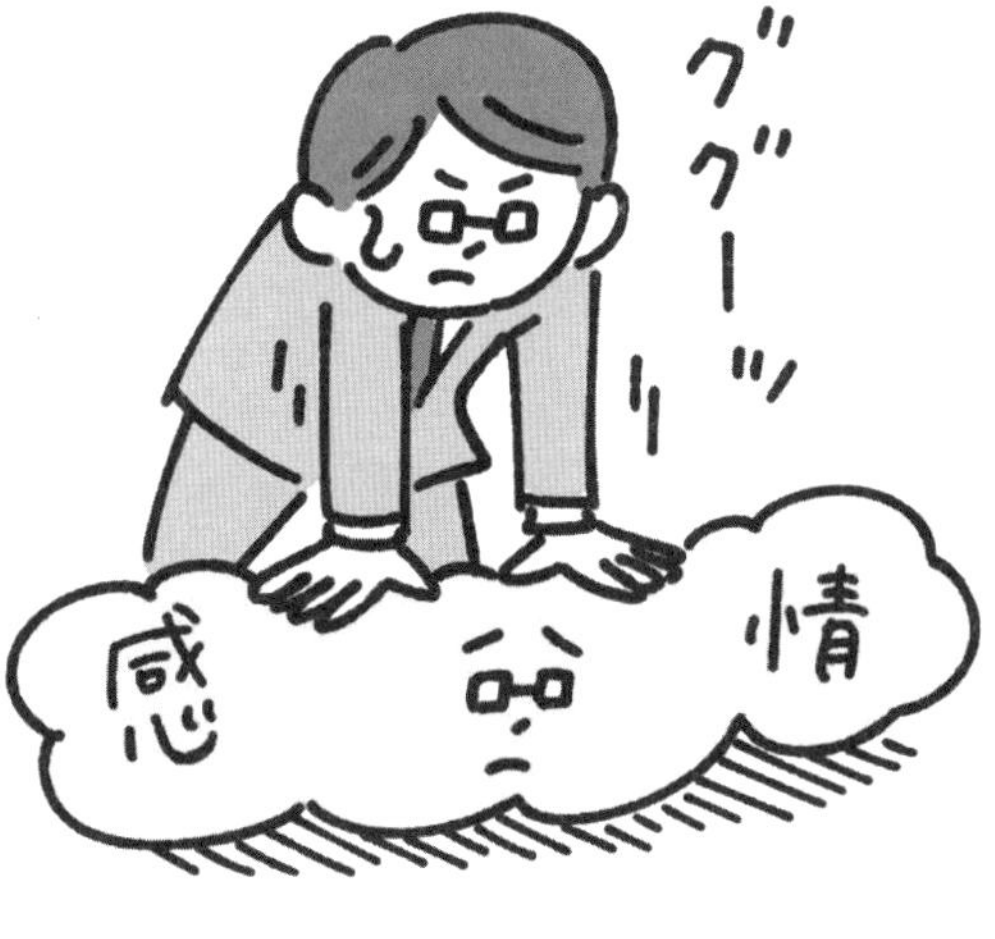

るとともに、仕事への満足度も低下させて、挙句の果てにはうつ病（p186）などの精神上の問題を引き起こす危険性もあるのです。

3

医療現場での感情労働

私が精神科医として働いている医療現場でも、感情労働に遭遇する場面が度々あります。その中でも特にメディカルスタッフの方々は、医師以上に患者さんと接する機会が多く、どれだけ多忙で疲弊していようとも常に笑顔で明るく対応することが求められます。そうした中で、患者さんから理不尽な言いがかりをつけられても、優しく諭さなければならない場面さえあるのです。

このように医療現場では、**日頃から感情の大幅なコントロールが要求されていましたが、コロナ禍を機に感情労働の問題がクローズアップされました。**コロナウイルス感染拡大期の医療現場では、日常業務に加え、患者さんやその家族を安心させるために、早急にオンラインでの面会を準備するなど、いままでにはなかった新しいコミュニケーションの手法を導入することになりました。そして、感染症の治療方法が確立されていない中で、患者さんに対し、これまで以上に丁寧な心理的なケアも要求されるようになったのです。また、感染予防の観点から、患者さんを診察するたびにフェイスシールドやガウン、手袋などの装備の着脱と交換も必須になりました。さらには、コロナ禍の長期化によって、スタッフが発熱などの体調不良で休んだり、退職したりすることも増え、慢性的な人手不足に陥る施設も見られるようになりました。そうした事態に加え、経験の乏しいスタッフが人工呼吸器の高度な医療機器の設定や管理を含む、クリティカルケアを行うためのスキルを迅速に習得せざるを得ない状況も生じ、慣れない業務をこなす機会も増えていったのです。

その一方で、コロナ禍でパニックに陥った患者さんからは、「病院内でもマスクをつけるルールを強要するな！」「お前たちが儲けたいから、無理やり入院させているんだろ！」などといったように、メディカルスタッフに対し、露骨に攻撃的な言葉を浴びせるような場面が増えました。**このように自分ではどうすることもできないやり場のない怒りをメディカルスタッフにぶつけ、心を傷つける場面が散見されるようになっていっ**

たのです。

多くのメディカルスタッフの方々が、国家資格を取得するために知識やスキルを磨き続け、患者さんから「ありがとう」といってもらえるように、日々がんばってきたはずです。

でも、実際に働き始めるまでこうした感情労働が現場で重くのしかかってくることを知る機会はありません。実際、私の知り合いのメディカルスタッフの中にも感情労働が原因となって「患者さんと関わるのは控えて、教育現場で後輩の育成をしたい」といって現場を去ってしまう人さえいました。

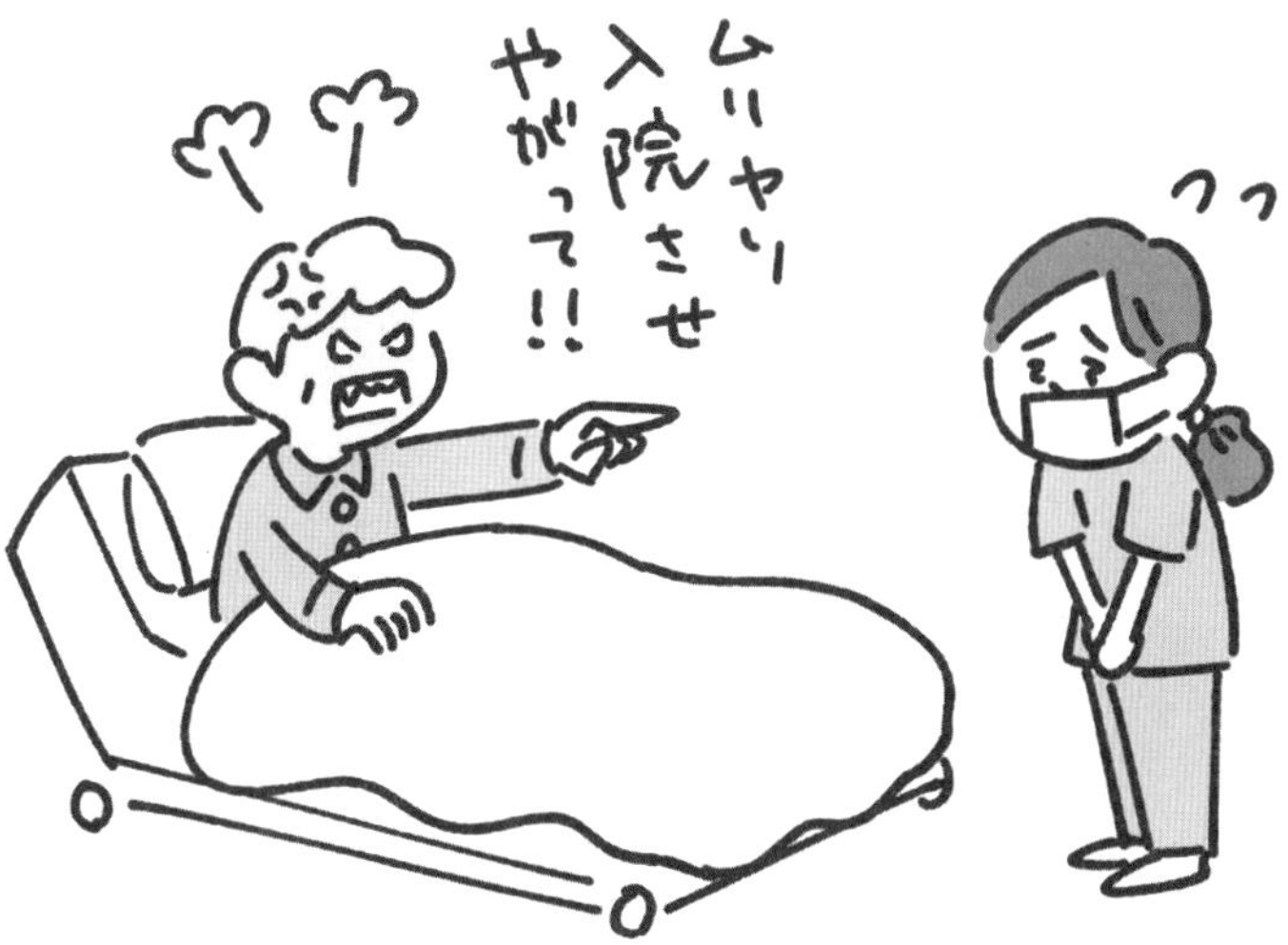

4

感情労働の範囲

感情労働をもたらすのは、先述のメディカルスタッフのような特定の職種だけに限定されるわけではありません。たとえば、女性というだけで、お客さんから「かわいらしさ」や「優しさ」などを分かりやすく表現することを求められる場面があります。また、年齢が若く見えるだけで、お客さんからは頼りなさそうに見られたり、専門知識がどれだけあったとしても、上から目線で会話されたりすることもあります。一方、魅力的で親しみやすい雰囲気を出すために、何時間もずっとキレイな姿勢で立ち続けたり、明るく元気な声を出し続けたりといった身体的な負担を強いられることもあります。

さらに、社会的な職業のイメージの中に、自分の性格やアイデンティティを抑え込むことを要求される場面もあります。たとえば、あなたが美術館で働いていれば、勝手なイメージでインドアな趣味を持っていると決めつけられることもあります。仮に休日は大型バイクに乗って多くの仲間とツーリングをしたり、本格的なキャンプをしたりしていても職場では口にしづらいこともあるのです。

このように**感情労働は、一部の仕事をしている人だけに影響がある話では決してありません。**むしろ、私たちの個人の生活や職場の中にそっと溶け込んでおり、知らず知らずのうちに心理的なプレッシャーがもたらされます。こうした感情労働の背景には、職場やお客さんからの高い期待や社会が生み出した慣習などがあり、それらが常に糸が張りつめたような心理的なプレッシャーを従業員にかけて、心身ともに疲弊させてしまうのです。

現実的な問題として、これだけ過酷な環境で一生懸命にがんばっているのにもかかわらず、些細なことでお客さんからクレームが来ることすらあります。そうした時の心の傷がどれだけ深いものになるのかを想像するのは難しくないことでしょう。**感情労働の影響の範囲が決して狭いものではないということを意識しておいてください。**

5 職場の感情労働

ホックシールドが当初定義した感情労働の範囲では、お客さんを主な対象にしていましたが、**職場内の人間関係の悩みも広い意味では感情労働といえます。** たとえば、あなたが出社した時に、「上司が何だか不機嫌そうにしている」ことに気づいたとしましょう。そうした時に、あなたは上司の機嫌を損ねないように、いつもより丁寧な話し方でお世辞を多くいうのではないでしょうか？　会社で働いていると、このような場面によく遭遇しますが、これもれっきとした感情労働です。

このように、会社で働いていると、社内で関わるすべての人に対して自分の感情をコントロールしながら、業務を遂行する必要があります。さらに、社内の感情労働が厄介なところはお客さん相手とは異なり、**たとえ、苦手意識がある人がいたとしても、その**

場所から簡単には離れられないということです。そのため、常に感情をコントロールする必要があるので、長期間にわたって大きなストレスや緊張を抱えてしまいます。

このような労働環境を踏まえ、会社は自らの工夫でストレスを回避できる従業員を求める傾向があります。しかし、その背景には、従業員の性格や資質を問わず、どのような相手に対しても常にポジティブに向き合う必要がある、という無言の圧力が含まれています。たとえば、コールセンターでの一日の業務を想像してみてください。ある従業員が、激しいクレームを入れるお客さんの対応をした後でも、会社はまるで何事もなかったかのようにすぐに気持ちを切り替えて、次のお客さんの対応をすることを求めます。これは、会社が潜在的に従業員に対し、感情労働を強いているといっても過言ではありません。

たしかに、相手が求めるレベルのおもてなしを提供し続けるかどうかは、従業員個人の能力や資質が大きく影響しており、そうした対応を苦に感じない従業員が一定数いるのも事実です。しかし、会社から常に感情労働を要求されることによって、労働環境が熾烈を極め、精神的に大きな負担がかかることは間違いありません。そうした状況の度が過ぎると、従業員のメンタルに不調を引き起こし、ひいては長期の休職や退職につながってしまいます。こうして最終的に会社は従業員という大きな財産を失うことになってしまうのです。

したがって、お客さんの対応だけでなく**誰かといっしょに働くこと自体が、感情労働になり得るという事実を忘れてはいけません。**一つひとつの対話や決断、仕事について、あなたは自分が気づかないうちに、相手のリクエストに応えるように振る舞っているのです。

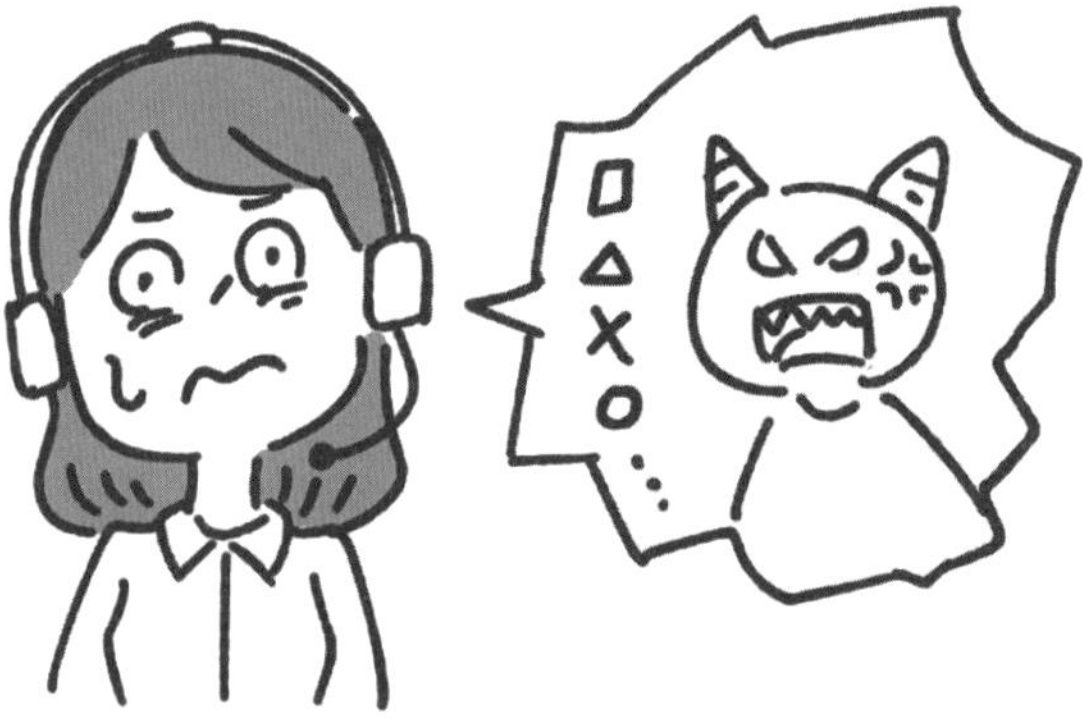

6 感情労働で職場が疲弊する原因

会社では当たり前になっている**お客様第一主義は、ビジネスを成功させるための重要な戦略の一つですが、従業員から見れば感情労働の側面があります。**この考え方に偏り過ぎたり、社内における従業員の行動規範があいまいであったりすると、職場の疲弊という問題を引き起こします。つまり、お客さんからの要求に対する許容範囲の基準が不明確であると、従業員自身が個々に対応を判断する機会が増えてしまうので、よりストレスや不安を感じるようになるというわけです。

たとえば、あなたが営業職であれば、どんなお客さんに対しても不安や不満を迅速に解決することを念頭に置いて行動するようになるでしょう。これに加えて、社内の行動規範があいまいであると、業績目標を達成するために、自らの判断でいつでも笑顔で現場に駆けつけたり、営業時間外でも電話に応じたりするなどといった対応を迫られることになります。しかし、お客さんにそうしたきめ細かい配慮をしたとしても、うまくいくことばかりではありません。加えて、このような職場環境では、業務の遂行に大きなストレスが伴うとともに、あなたのがんばりも過小評価されてしまう恐れがあります。

実は企業風土として、お客さんの心地よさばかりに気を配り、従業員の感情を犠牲にするのが当たり前のようになると、従業員の要望を把握したり、心のケアをしたりすることへの意識が抜け落ちてしまいます。極端な話にはなりますが、会社が従業員の立場をほとんど考慮せずに、いつもお客さん側に立ってトラブルを解決するような姿勢ならば、「従業員を大切に思っていない」という態度が会社全体に伝わってしまいます。従業員としては、会社への不信感が募るばかりで、時には恨みすら覚えるような事態にも発展しかねません。さらにはチームワークも欠如して、社内全体の生産性やモチベーションを維持するのも難しくなるでしょう。

また、当たり前のように会社が従業員に感情労働を求め、ケアもなければ、精神的にも肉体的にも従業員の健康状態は悪化していきます。慢性的なストレスや疲労感は、仕事へのモチベーションの低下、集中力の低下などをもたらすとともに、職場にいても誰も助けてはくれないというような孤立感を従業員に与えてしまいます。やがて従業員の職場への満足度も低下していき、高い欠勤率や離職率につながります。

とはいえ、私たちが働く以上、感情労働は避けようがありません。そうした中でも、「何が何でも顧客優先」という雰囲気ばかりが会社に浸透してしまうと、その陰で追い込まれている従業員がいることを見逃してしまいます。実は、**会社ではそうした犠牲を生まないために従業員の行動規範を定めた就業規則やガイドラインを制定しています。**意外と知らない方も多いので、社内の総務部などに確認してみましょう。職場で感情を抑え込むのがしんどくなった時は、まずは就業規則やガイドラインを確認してみてください。

たとえば、精神的な疲労度が大きい従業員を対象にして、疲労度のチェックテストを行っていたり、社内の産業医との面談調整をしていたり、社外で契約している心理カウンセラーに無料で相談できるシステムを導入していたりするところもあります。また、場合によっては、有給休暇とは別に「リフレッシュ休暇」のような名称で、感情労働で折れそうになっている心のリカバリーを目的とする休暇があったり、長期的な目線で仕事の調整や免除をするために話し合いの場を設けるなどの業務フローが定められていたりする会社もあります。

　従業員の感情を犠牲にして成り立つ職場だからこそ、**会社は健康的で持続可能な環境をつくっていく必要があります。**

　お客さんの満足と従業員のケアのバランスが取れた明確なガイドラインがあれば、あなたの感情労働によって生じる疲弊を最低限にとどめることができるはずです。

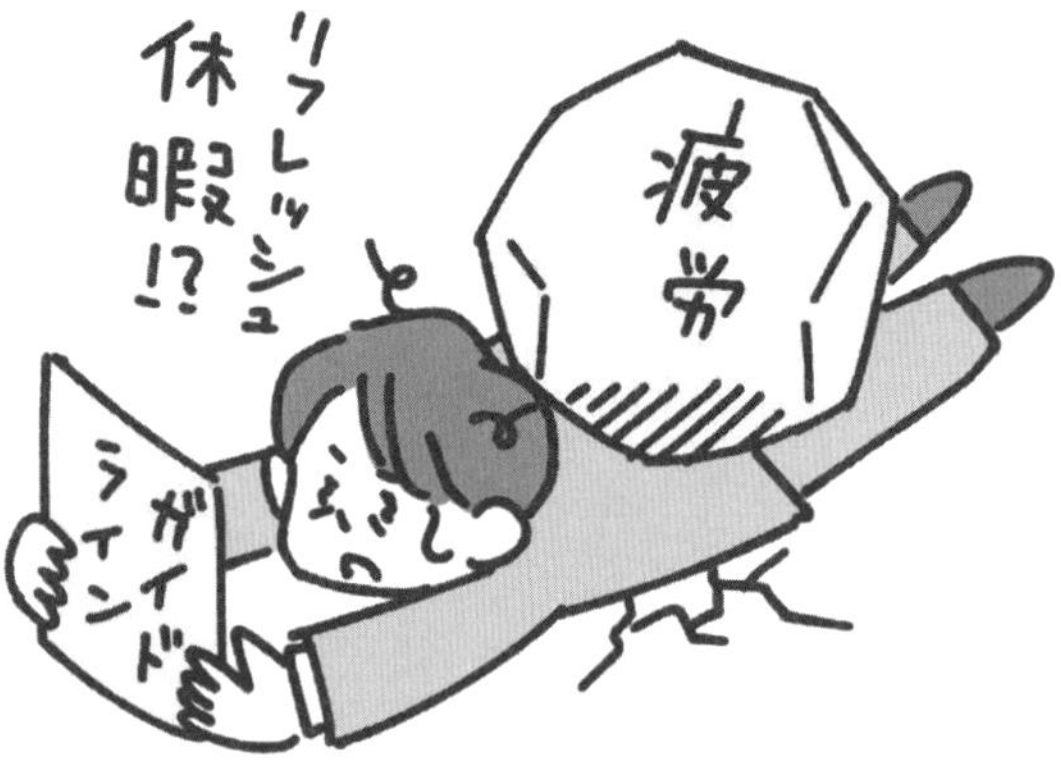

7

職場の感情労働に対する取り組みと課題

最近の会社では、従業員の疲弊をあらかじめ予防する観点から、感情労働をマネジメントしようという動きがあります。その一環として、従業員のもともと持っている資質と会社の求める人物像のギャップを埋めるために各種マニュアルをつくっています。たとえば、接客マニュアルには「お客様の悩みや気持ちに共感を示しましょう」「お客様の抱えている問題を理解したうえで、解決策を提案しましょう」といったスローガンのような文言から「お客様からの苦情は、従業員に向けられたものではなく、サービス内容に向けられたものだと理解して、まずは平常心で話を聞くことを徹底しましょう」といった詳細な対応方法を紹介するものまであります。

しかし、**実際のビジネスの現場ではこれらのマニュアルがほとんど役に立たないくら**

いに柔軟な対応が求められます。もし、あなたがお客さんを満足させるためにマニュアル通りの丁寧な接客をしたとしても、それが万人に対しての正解になるとは限りません。丁寧過ぎるが故に回りくどさが伝わって、お客さんが不快な思いをしてしまうこともあります。逆に、あなたが施した以上のことを相手が期待していて不快にさせてしまう事態さえ想定されます。

このように**感情労働においては、従業員をマネジメントする具体的な基準を設けること自体が難しいのです。**そもそも感情労働は残業時間や休日出勤が多いというような明確な労働量だけではそのつらさを測ることができません。したがって、感情労働に少し携わるだけでも従業員が大きな負担を感じることにもなりかねないのです。一方、会社も仕事の中で従業員が感情を適切にコントロールできるようになることの大切さを分かっていながらも、業績には直接つながらないため、感情労働に対し評価基準を設けたり、賃金へ反映したりすることに消極的な部分があります。

8

職場の感情労働を乗り切るためには？

職場の感情労働の問題点を指摘してきましたが、もちろん、すべてを否定するわけではありません。お客さんの喜ぶ顔を見たり、感謝の言葉を受け取ったりすることによって、あなた自身も心からの達成感や充実感を得られた経験があるのではないかと思います。しかし、こうした過酷な職場環境で感情を適切にコントロールしながら、仕事に対するモチベーションも高く保ち続けるのはなかなかしんどいことではないでしょうか？

そこで、感情労働に遭遇した時に覚えておいて頂きたいことがあります。それは**「感情労働による精神的な負担がそもそも個人だけで乗り越えていけるものではない」**ということです。実は感情労働のストレスはお客さんとの相性などによっても左右されてしまいます。つまり、個人のスキルだけでは解決することが難しいのです。加えて、対人サービスを提供する職場で感情労働をなくすことも現実的ではありません。

だからこそ、個人に感情労働の問題を転嫁するのではなく、会社が職場環境を整備することが大切になります。先述の通り、感情労働はマニュアルをつくればマネジメントできるものではありません。むしろ、従業員一人ひとりにどれだけ業務の裁量があるのか、会社としてのサポート体制があるかによって、感情労働のストレスは大きく変わってきます。もちろん、ここでいうサポート体制とは、従業員が業務を遂行するのに必要な知識やスキルを身につけるための研修制度が

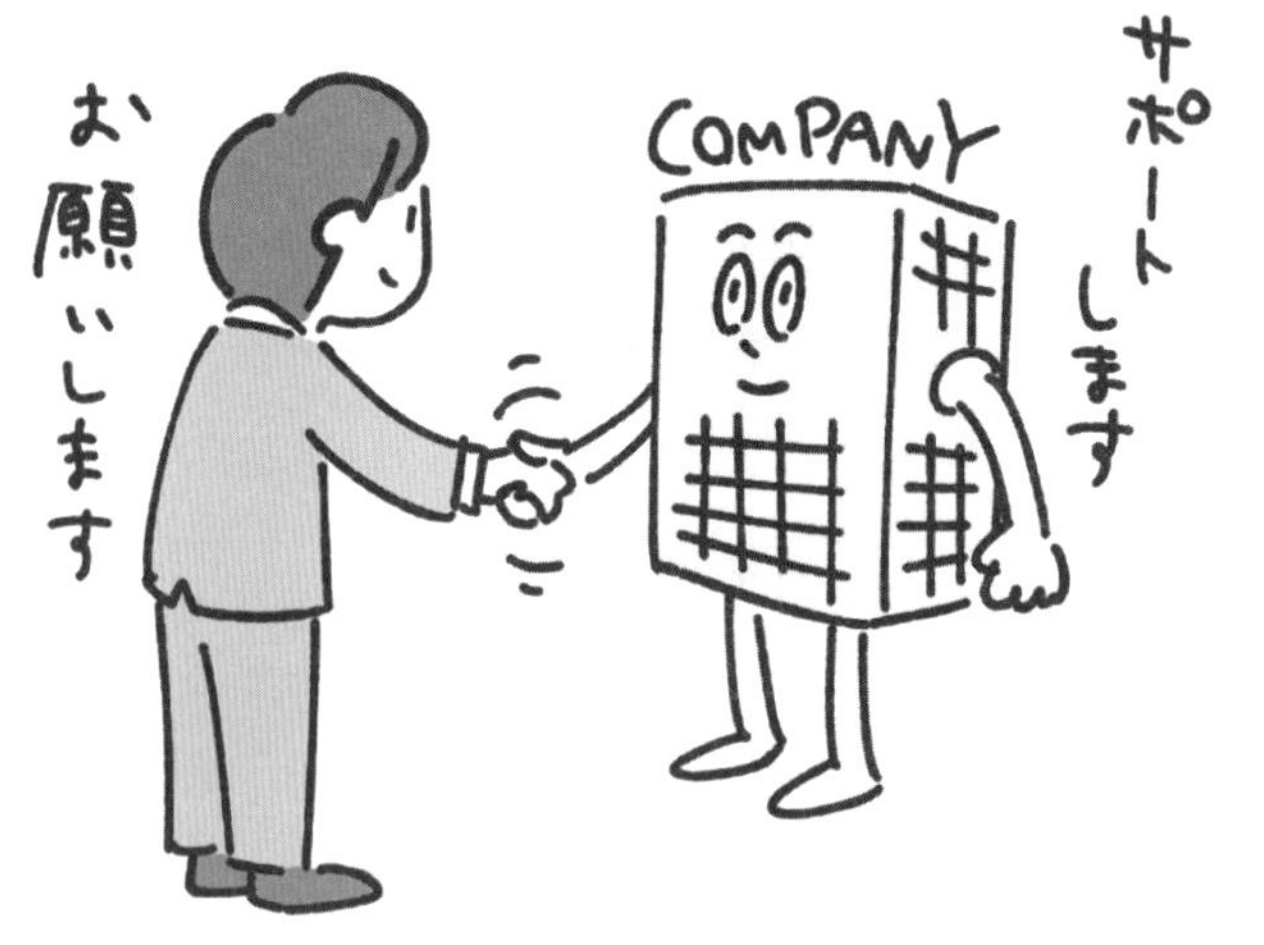

整っていること、経験豊富な先輩社員が若手社員に業務のアドバイスをしたり、キャリア形成の相談に乗ったりすることも含まれます。

しかし、その土台として**組織の中で自分の考えや気持ちを安心して発言できる環境がなければ、たとえ職場で接客対応の改善の希望や提案を伝えたとしても、無視されたり、批判的なフィードバックが返ってきたりしてしまいます。**そのような職場環境では、たとえどれだけ素晴らしい研修があったり、相談役がいたりしても、従業員は自ら新たな提案をすることはなくなってしまうでしょう。仕事のつらさを抱えていてもＳＯＳを出すこともなくなってしまいます。そこで、次章では組織の中で安心して発言や行動できる場づくりについて解説したいと思います。

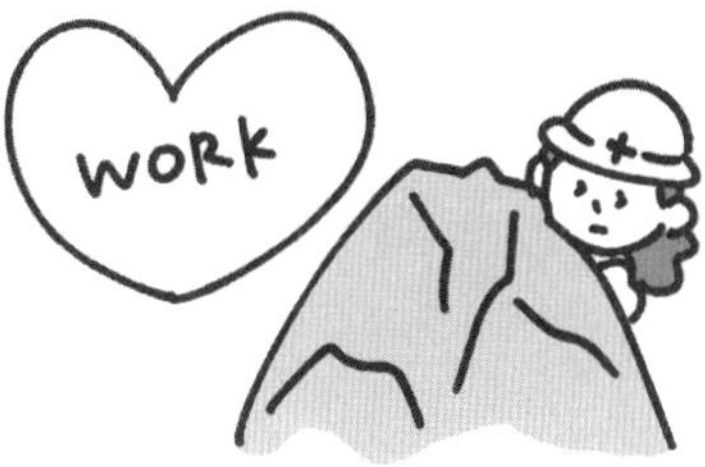

第2章

心理的安全性を高めて感情労働がラクになる

1 心理的安全性とは？

感情労働とは、自分の本来の気持ちは置いておいて、お客さんの求めに応じて自分の感情をコントロールする必要性が高い働き方のことでしたね。第1章では「感情労働の土台として組織の中で従業員が自由に発言できる環境をつくる必要がある」と指摘しました。実はそうした環境をサポートする手段として「心理的安全性」という概念があります。これは、ハーバード大学で組織行動学を研究しているエイミー・C・エドモンドソンが1999年に発表した論文[1)]によって提唱された概念で、この20年で注目されるようになりました。

心理的安全性が高い職場では、たとえあなたがどのような立場であっても、アイデアや質問、意見などを通して罰せられたり、怒られたり、バカにされたりすることがあり

ません。つまり、職場であなたの尊厳がきっちり守られている状態です。周りから否定も拒否もされないという安心感があるので、何も怖がることなく、自分らしく過ごすことができます。

では、なぜ職場において心理的安全性が高い環境が必要なのでしょうか？　もしも、あなたが働いている職場の雰囲気が一切の弱音を吐くことを許されず、いつも完璧を求められる環境であればどうでしょう。あなたが苦しい時でも、ネガティブな気持ちを同僚にも吐き出すことができず、いつも「ミスをしていないか」「失敗しないか」ということばかりが気になってとても高い緊張状態が続くことになります。また、自分の意見や考えを発信することも許されない雰囲気であれば、どんな感情も周囲に共有することは許されず、ストレスが溜まるのはいうまでもありません。

その一方で、心理的安全性が高い職場であれば、自分自身を否定されることがないので、従業員同士が自分の本来の気持ちを打ち明けることに対し、抵抗がありません。「しんどかったよね」「さっきのお客さんの対応は大変だったよね」というように、従業員同士の共感が自然に生まれます。さらに、業務で何か新しいことにチャレンジする時には、仮にネガティブな結果になっても、周りの人がフォローしてくれるだろうという信頼感を持って取り組むことができます。そうした環境では、あなたが自分らしくノビノビと過ごせる時間が確実に増えます。このように心理的安全性が担保された職場では、従業員が精神的な負担を一人で抱え込むリスクを軽減できるだけではなく、職場の生産性も自然と向上していくメリットもあります。

たとえば、病院の救急外来で働くメディカルスタッフを考えてみましょう。彼らは生死の境をさまよう患者さんを目の前にして、非常に大きなプレッシャーの中、常に高度な技術や迅速な判断が求められる環境で働いています。仮に、その職場が心理的安全性の高い環境であれば、スタッフが技術的に自信の持てない処置をせざるを得ない時も、素直に先輩に不安を打ち明けることができます。すると、先輩が助け船を出したり、アドバイスをしたりしてくれることもあるでしょう。このようなオープンな姿勢は、当然のことながら治療を受ける患者さんにとってもより良い結果をもたらすことはいうまでもありません。

では、感情労働と心理的安全性はどのように絡み合っていくのでしょうか？　具体例を見てみましょう。たとえば、あなたが学校の先生として働いていると想定します。そして、最近大切な父親を亡くした場面をイメージしてみてください。とはいえ、生徒の前ではそのようなプライベートな事情とは関係なく、元気に明るく振る舞わなくてはなりません。これは大変な感情労働だといえます。仮に、あなたが感情の両立がしんどくなった場合には、上司や同僚に相談することが頭によぎると思います。

しかし、心理的な安全性が保たれていない職場であれば、たとえ上司や同僚に相談しようと思っても「プロとして失格

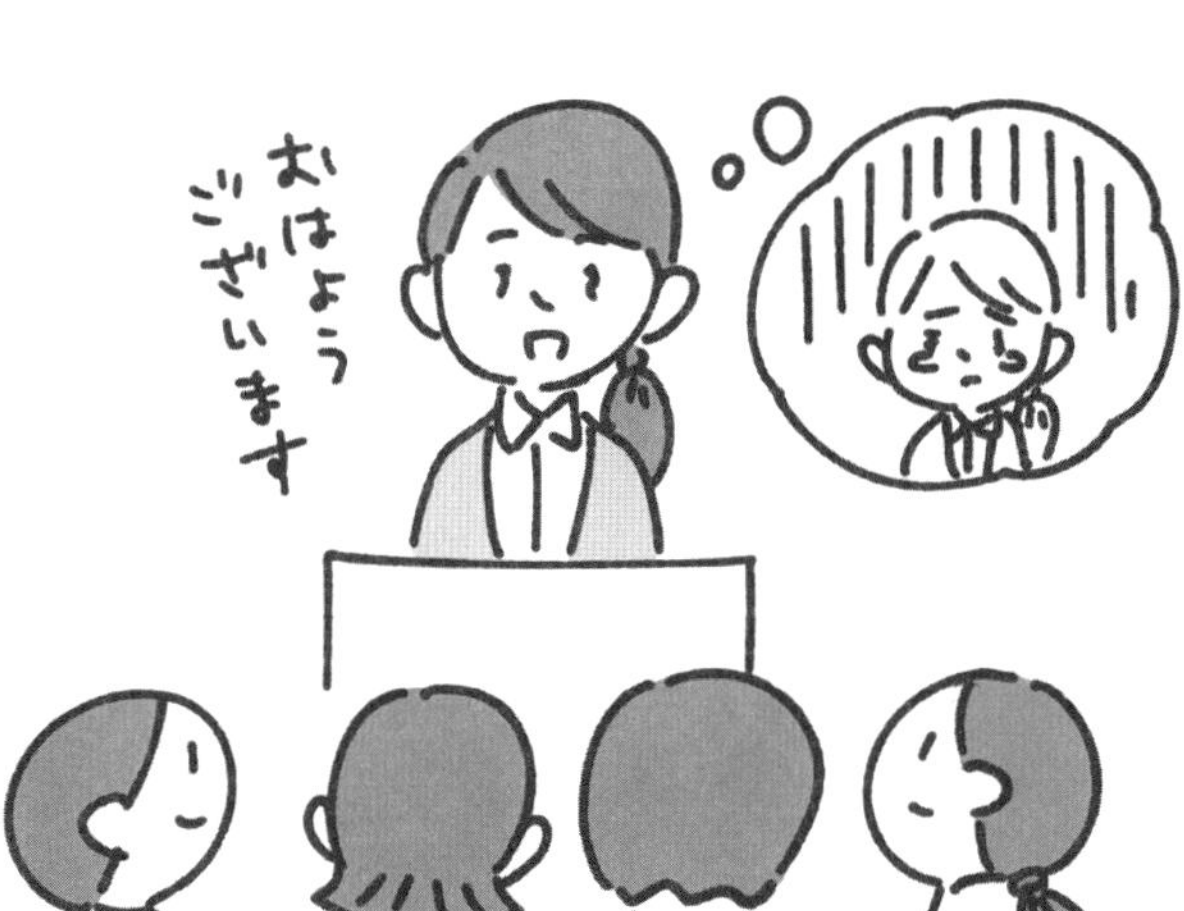

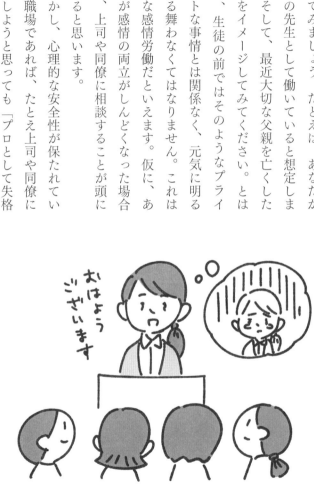

だ」と思われたり、「プライベートを仕事に持ち込まれても困る」と否定的に扱われたりすることを恐れて、言い出すことができないでしょう。すると、そのまま葛藤や苦悩などの精神的な負担をずっと抱え込んでしまうので、心身ともに疲弊してしまい、場合によっては仕事ができなくなるほどにメンタルが不調になってしまうかもしれません。

一方で、**心理的安全性に配慮された職場であれば、自分の気持ちを正直に伝えることができます。**さらに、話を聞いてもらえるだけではなく、職場でより具体的なサポートを受けながら、心の負担を軽減することもできるでしょう。このように感情労働によるストレスが大きい職場であればあるほど、心理的安全性の高い環境づくりが重要になります。

2

心理的安全性の分類

心理的安全性は、組織の範囲や規模の大きさ、レベルの違いによって、主に三つに分けられます（表1）。まず、**「相互作用安全性」**は、同僚など、一対一の関わりの中で生まれる心理的安全性のレベルを指します。たとえば、あなたと同僚が看護師として同じ病院で働いていたとしましょう。もし、心理的に安全な環境であれば、あなたが新しい業務フローを同僚に提案しても、否定されたり、軽蔑されたりする心配がないので、安心して話をすることができます。その一方で、たとえ同僚はその話についていけなくても、「話が分かってない馬鹿なやつだと思われるのではないか」という不安や恐怖を抱えることもありません。同僚は無理に分かったふりをすることもなく、あなたが提案したことに対して素直に「難しくて分からない」といったり、安心して質問したりすることができるのです。

次に**「チーム安全性」**は、チームのメンバー全員がお互いを信頼して尊重する関係を構築することによって、心理的安全性を保つことを指します。このチーム安全性はチームの結束力と生産性の向上に直結することが知られています。

たとえば、あなたが営業職として働いていることをイメージしてみてください。会社では各メンバーが役割や年齢などは一切関係なく、今後のマーケティング戦略についてアイデアや意見などを気軽に発言しています。このような自由な意見交換と建設的な批判の場を設けることによって、チームは常に改革を続け、より効果的に生産性を高められるようになるのです。

実際、エイミー・C・エドモンドソンは1999年に発表した論文の中で、**「心理的安全性の高いチームは、優れた学習と成長の機会をもたらし、改革する力を発揮するようになる」**[1)]ことを示しています。これは、新しいことに挑戦する際に、弊害となりがちな「間違いを犯すことへの恐怖」が、心理的安全性が高いチームでは著しく軽減されていることを示唆しています。

そして、心理的安全性が個人同士の交流やチームの垣根を超え、企業文化として根付いた時、**「組織安全性」**を達成することができます。このような社内環境を整えることができれば、仮に、お互いが初対面であったとしても、相手の尊厳を守りながら、本音をベースとしたオープンなコミュニケーションをとってもよいと思えるような価値観が生まれます。そうした価値観は、あらゆる従業員が行動や発言する際の基準として、深く浸透していくのです。

実際に、**組織安全性が職場に浸透することは、従業員満足度や生産性の向上だ**

表1 心理的安全性の分類

心理的安全性の分類	
相互作用安全性	一対一の関わりの中で生まれる心理的安全性のレベル
チーム安全性	チームのメンバー全員がお互いを信頼して尊重する関係を構築することによって心理的安全性を保つこと
組織安全性	心理的安全性が個人同士の交流やチームの垣根を超えて、企業文化として根付くこと

けでなく、離職率の低下などにもつながります。その結果、会社にとっても多くの利益をもたらすことにつながるのです。また、このような職場では従業員が自分のアイデアを自由に発言し、リスクのある行動をとるチャレンジ精神が育ちやすくなるため、会社に新しい風が吹き込まれるようになります。

ちなみに、あなたはピクサー・アニメーション・スタジオという会社を知っているでしょうか？　この会社は「トイ・ストーリー」や「モンスターズ・インク」をつくっているアメリカのアニメーション制作会社です。アニメ好きでなくても一度は耳にしたことがあるのではないでしょうか。

このピクサーが、世界を席巻する革新的なアニメーション映画をつくり続けられるのも、心理的安全性が保たれた環境のおかげだと考えられています。その理由として、ピクサーの共同創業者エド・キャットマルは、自身の著書の中で、「ピクサーではアニメーター、ライター、制作アシスタントなど、部署が異なろうが社員のみんながアイデアを気軽に提供して共有できる環境がある」[2)]ことを紹介しています。こうした環境こそが、まさに組織安全性というべきものです。社内文化としてこのような環境が根付いているからこそ、常に社員は新鮮な視点を持つことができ、世界が驚くようなイノベーションを生み出すことができるのです。

最初からピクサーのような大きな目標を目指すのは難しいかもしれませんが、どの会社でも心理的安全性の高い環境をつくるメリットがあることを感じられるのではないでしょうか。とはいえ、「ローマは一日にしてならず」です。心理的安全性を高めるには時間をかけて、順を追ってステップを踏んでいく必要があります。まずは、あなたの身近にいる人との一対一のオープンな対話とお互いを尊重する関係性を築くことから始めてみましょう。

3

心理的安全性の問題点

ここ10年の間に職場における心理的安全性は、組織心理学や産業心理学でもよく取り上げられるトピックになってきました。しかし、心理的安全性をしっかりと理解して、実践するまでの道のりは必ずしも平坦なものではありません。陥りやすい、いくつかの誤解や問題点も存在します。

まず、よくある誤解としては、**職場においてまったく意見の衝突がない状態が、心理的安全性の高い環境と考えられている**ことがあります。たしかに、相手から敵意を感じ取れないと、心理的に安全だと感じることがあります。しかし、心理的安全性が保たれた環境で目指すべき建設的な意見の対立というのは、相手の異なる意見や視点を尊重しながら議論することです。これは会社の成長にとっても有益かつ必要不可欠な要素だといえます。

また、**心理的安全性は、周囲との同調であると解釈しない**ように注意しなければなりません。心理的に安全な環境とは、みんなが無意識に同調している環境ではなく、あなたが安心して多様なアイデアや異なる視点を表現することができる場なのです。ある研究でも、むしろ会社の中で意見がズレたり、異なったりすることは推奨されており、「建設的な対立がありながらもマネジメントされているチームは、必要以上に対立を避けているチームと比較しても、高いパフォーマンスと意思決定能力が存在する」[3]と報告されています。

このように、職場の中で心理的安全性を確立することは、そこで働くすべての人に有益なことですが、正しくマネジメントされていないと、いくつかの問題点（表2）が発生する可能性もあります。その中の一つとして、**個人的な行動に対する責任感の欠如**があります。心理的安全性が保たれた職場では、自由な意見交換が可能ではありますが、プロジェクトを実行する際に人任せになってしまったり、最低限の社内ルールさえ守らなくなったりするような行動も起こりかねません。

たとえば、営業チームが心理的安全性を重視するあまり、納期の遅れに対して過剰に寛容な対応を見せてしまうことが考えられます。すると、納期を守れていないのにもかかわらず、「最終的には営業の結果で示せばいいですよね」というような意見を持つメンバーに注意することすら次第にできなくなってしまうでしょう。当然ながら、このような職場の雰囲気は、ルールを守って仕事に一生懸命に取り組む従業員の意欲を落とすことにつながり、チーム全体の生産性を低下させる可能性があります。

そのほかにも、心理的安全性の高い職場であれば、新入社員の育成方法に関する意見やアイデアを自由に発言することができるでしょう。しかし、**実はこの「自由」を悪用することも可能です。**自分の仕事の負担や責任を軽くしたり、自分の行動が罰せられないような仕組みをつくることを提案したりすることができるのです。その結果として、新入社員の成長につながるプランがつくれなくなってしまうこともあります。また、新入社員が仕事へのモチベーションを高く保てないなどのデメリットも生じます。このように心理的安全性を重視し過ぎてしまうと、会社組織としての脆弱性が生じることにもつながりかねません。

さらに、職場の不平等な評価方法や偏った権力、不健全な働き方などの**根本的な問題からは目を背け、とりあえず心理的安全性をつくり上げてごまかす**といったことも考えられます。ここで注意したいのが、表面的な心理的安全性は特に功を奏さず、それどころか逆効果にさえなるということです。たとえば、会社で心理的安全性を高めるために積極的な取り組みをしているにもかかわらず、会社の昇進システムが、仕事の能力や会社への貢献度に関係なく、在職期間で決められているとしたらどうでしょうか？

たしかに、表面的であっても心理的安

表2　心理的安全性の問題点

心理的安全性の問題点
個人的な行動に対する責任感の欠如
自由な環境を悪用することができる
根本的な問題から目をそらし、とりあえず心理的安全性をつくる

全性が担保されていたら、若手の社員でも恐れずに、自分の考えを伝えることはできるかもしれません。しかし、そうした努力をしても昇進や評価には特に影響を与えないとしたら、仕事へのモチベーションは下がってしまいます。おまけに自分よりも冴えない上司が優遇されたり、評価されていたりしたら、さすがに会社に対しての不満や不信感は大きくなるでしょう。

したがって、心理的安全性の高い職場を確立するためには、まずは社内にある潜在的な問題を特定して対処することが肝心です。個人とシステムの問題に対して焦点をバランスよく合わせて解決に取り組むように心掛ける必要があります。従業員一人ひとりに対し、個人的な行動の責任への意識を持たせつつ、職場の構造的な問題に対処したうえで、心理的安全性の高い組織をつくれば、多くのメリットを期待することができるでしょう。

4 心理的安全性をつくるには？

心理的安全性の高い組織をつくることとは、一過性のプロジェクトではなく、一瞬で叶えられる魔法がある訳でもありません。あくまでも持続可能性が大切であり、そのためには組織のすべてのメンバー、特に指導者からコミットしていく必要があります。そこで、本書では職場で手軽に心理的安全性を高める三つのアプローチを紹介します（表3）。

一つ目は**会社の中のあらゆる役職でオープンな対話の場をつくる**ことです。よい意味で無礼講なコミュニケーションは、心理的安全性の重要な要素である従業員相互の信頼と尊重を築くきっかけになります。たとえば、商品開発をする時、リーダーがプロジェクトの納期を考えている場面を想定してみましょう。特に現場の社員と対話もなく、チームリーダーから無理なスケジュールだけを押し付けられて「この日までにやってくださいね」といわれたらどう感じるでしょうか？　あまりよい気はしないのではないでしょうか。それよりも、社歴やキャリアに関係なく、現場で関わるメンバーから積極的に意見を聞き取っていくようなオープンなコミュニケーションができれば、従業員も自分の存在を認めてもらえているような気持ちになれるはずです。

また、会社の従業員の幸福や健康を重視する姿勢は、心理的安全性に影響を与えます。上司が「残業や休日出勤なんて当たり前」といったスケジュールを設定すれば、部下は人間としての尊厳が守られていないような心理状態になるはずです。従業員のワークライフバランス、メンタルヘルスを重視することは、会社が従業員をただの労働者と見なすのではなく、一人の人間として尊重していることを示すサインになります。

二つ目は、**ミスや失敗を学習や経験の機会としてとらえ直してくれる社風に変えていくこと**です。たとえば、従業員がミスをして、お客さんからのクレームをもらった時に、その従業員にペナルティを与えるという考え方があります。しかし、心理的安全性が保たれた職場であれば、一つのミスを学びのためのケーススタディとして取り上げ、人的エラーではなく、システムエラーとして今後会社がどのように改善していけばよいのかを話し合っていくことができます。

たしかに、ミスが発覚した時のフィードバックは上司から部下へのお叱りとなりがちですが、このような時こそ双方向のコミュニケーションの場が開かれます。こうした場合、上司は特別なことをする必要はなく、今後の部下の成長につながるように支援すればかまいません。その代わり、根本的なシステムエラーを解決するためにも部下からミスの原因となった職場環境や業務フローなどについてフィードバックをもらうようにしましょう。

たしかに、これは「ただのミスに対する言い訳だ」と思われるかもしれませんが、言い訳の機会を与えること自体が「私の話を聞いてくれる」という心理的安全性の担保につながります。仮に「言い訳なんかするな」というような雰囲気が蔓延していれば、現場で何かトラブルがあっても社内システムの問題を指摘したり、改善したりするための意見を出すことはできません。一つのミスも、部下からのフィードバックも職場を改善するための貴重な資源と考えたらよいのです。

三つ目は**会社のどの従業員であっても地位やキャリアに関係なく、「自分自身がこの**

会社に存在を承認されており、話も聞いてもらえている」と感じられるような工夫をすることです。たとえば、私が産業医として関わっている会社では、インターン生や新入社員であっても、会議に参加すれば、平等な発言の機会が与えられます。このように、誰でも「発言するのが当たり前」という雰囲気がつくられている会社もあります。

しかし、このような雰囲気をつくっていくためには注意点があります。それはポジティブなフィードバックを強く意識するということです。あなたがフィードバックと称して対話をする時、上司から

表3 心理的安全性をつくる方法

心理的安全性をつくる方法
会社の中のあらゆる役職でオープンな対話の場をつくる
ミスや失敗を学習や経験の機会として とらえ直してくれる社風に変える
地位やキャリアに関係なく、会社に存在を承認されており、 自分の話を聞いてもらえているという安心感をつくる

ダメ出しばかりをされ続けたら、仕事へのモチベーションを保つことは難しいのではないでしょうか。部下の成功をいっしょに喜ぶのは当然としても、どのような結果であっても努力を認めて、それを直接言葉で伝えることが重要です。そうすれば、感情労働をせざるを得ない従業員も、自分の本当の気持ちをグッとこらえてお客さんの前で笑顔をつくることができるようになるはずです。さらに、会社への貢献につながっていることを実体験として感じることができるので、仕事へのモチベーションが高まり、自分が会社に不可欠な一員であることも再確認で

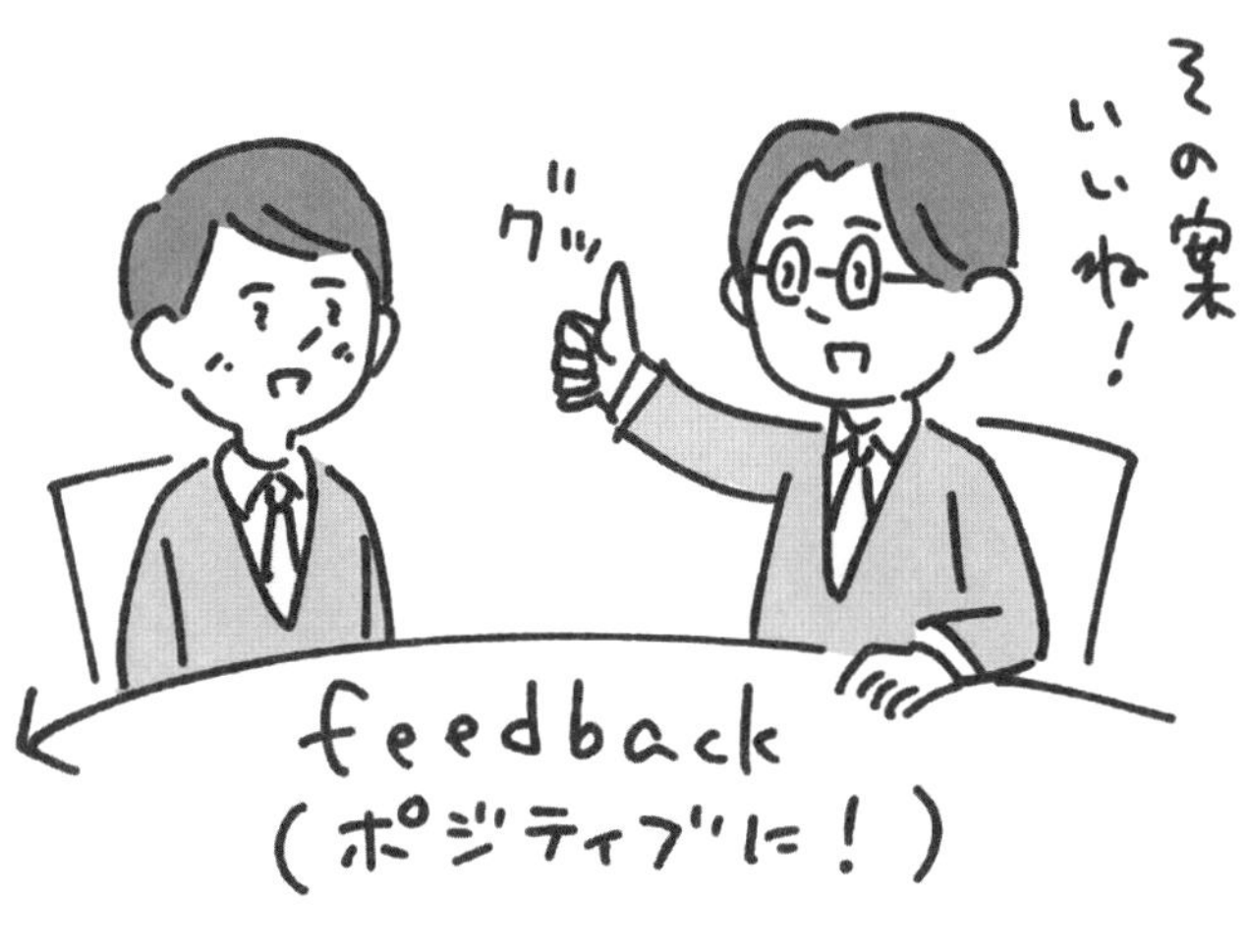
その案いいね！
グッ
feedback
（ポジティブに！）

きます。もし、あなたがチームリーダー的な立場であるならば、全体ミーティングなどで、チーム全員の努力を認めるフィードバックの時間を積極的にとるように心掛けてみましょう。

テクノロジーの急速な進歩やリモートワークの増加に伴って、現代は社員同士の関係が希薄になりつつあります。だからこそ、職場における心理的安全性を高めることは、これまで以上に重要になってきています。たしかに、そのような職場を構築していくことは、長い道のりのように感じられるかもしれません。しかし、その効果はすでにいくつもの企業で実証されており、努力に十分見合うものであることは明らかなのです。

5 心理的安全性をつくる四つの因子

感情労働では、社会的な期待に応えるために、自分の感情をコントロールすることが求められますが、仕事の内容によってはそうしたことが極めて厳しい場面もあります。たしかに、どんなにつらい状況であっても患者を励ます看護師や、強いクレームをいうお客さんに冷静に対応する受付の方などもいます。しかし、感情労働は適切に対処しないと、精神的な疲労や仕事の満足度の低下につながってしまいます。だからこそ、従業員一人ひとりが安心して、自分の感情を自由に表現できる心理的安全性の担保された環境は、感情労働にとって非常に重要な前提になります。そこで、感情労働の際に大切になる心理的安全性の四つの因子を紹介します（表4）。

まず、一つ目は**「助け合い」**です。従業員が互いに助け合いながら仕事をすることは、感情労働に限ってではありませんが、心理的安全性をつくる際にはとても重要になります。たとえば、長期入院をしている患者さんがたくさんいる病院では、看護師などのスタッフと患者さんがいっしょに過ごす時間が長くなり、必然的に心の距離も近くなります。しかし、そのような環境で患者さんが亡くなると、スタッフは深い悲しみとストレスの波にさらされることになります。そのような時に、同僚が優しく声を掛けたり、つらさに共感してくれたりすれば、お互いに安心して働くことができるようになります。また、心の傷が回復して、いつも通り働けるようになるまで周りがサポートする体制があれば、仕事で直面する激しい感情のコントロールの負担も軽減することができます。

二つ目は**「チャレンジ」**です。たしかに、職場で挑戦してもうまくいかない時もあるでしょう。しかし、その経験自体が自己成長やストレス耐性の向上の機会になるのも事実です。たとえば、ホテルの従業員であれば、満室だったために希望日に予約が取れず、理不尽に怒るお客さんを担当することもあるでしょう。当然、そのたびに恐怖を感じ、ストレスも溜まりますが、一方で感情をコントロールして冷静さを保つスキルを磨く機会にもなります。

ただ、職場にはこのようなチャレンジによって社員の心が折れてしまわないような環境の整備や工夫も必要です。たとえば、定期的にストレスが大きい救急隊員に対しては、心の回復力のトレーニングとして、職場がワークショップや勉強会などを開催しています。そのほかにも、あなたが挑戦している姿を先輩が傍で見てくれていれば、緊急事態になった時にサポートしてくれることもあるでしょう。そうした環境の整備も心理的安全性の担保につながります。

三つ目は**「目新しさ」**です。目新しいことを歓迎するスタンスは、職場の変化に対する寛容さを意味し、会社全体に新しい風を吹き込みます。それは、いままでなかった新しい考えや馴染みのない視点を受け入れることにつながり、心理的安全性に大きな影響を及ぼします。

たとえば、あなたが感情労働で疲弊した心をケアするために「好きなキャラクターのペンを使う」という方法が効果的だと気づいたとしましょう。しかし、もし、「仕事では装飾のないペンを使うこと」といったルールを守らなければならない職場にいたら、あなたはつらい思いをするのではないでしょうか。その一方で、職場が就業中の個人の心のケアを許容するのであれば、「みんながリラックスできるように、休憩室にＢＧＭを流してみませんか」など、自分がよいと思うリラックス方法を職場に提案することもできます。目新しさを受け入れるという心理的安全性は、個人の成長だけでなく、職場全体の生産性のアップにもつながるのです。

四つ目は**「話しやすさ」**です。これは、自分の感情や考え、不安などを素直に表現できる自由さと快適さを意味しています。職場の仲間に対し、ネガティブな反応があるのではないかと恐れることなく、感情労働ならではの葛藤を表現できる安

表４　心理的安全性をつくる四つの因子

心理的安全性をつくる四つの因子
助け合い
チャレンジ
目新しさ
話しやすさ

心感があれば、精神的な負担を大幅に軽減することができます。たとえば、客室乗務員が気難しい乗客とストレスの多いやりとりをしたあとの場面をイメージしてみましょう。心理的安全性を重視する職場であれば、周りからの判断や批判を恐れる必要はなく、自分の不満を吐き出しても同僚や上司に受け入れてもらえます。それによって、感情労働のストレスを大幅に和らげることができるようになります。

このような環境をつくるためには、自分の経験について話し合う透明性の高いコミュニケーションが取れる機会を職場が提供することが大切です。それは、報告会や定期的なチームミーティングになることもあるでしょう。職位などに関係ないオープンな対話の場を確立することは、働く人の感情をコントロールする労力を軽減し、心理的安全性をより強化していくことにつながります。

「助け合い」「チャレンジ」「目新しさ」「話しやすさ」という四つの要素は、あくまでも感情労働を乗り越えるために心理的安全性をつくる入り口に過ぎません。これらの原則を守ることを個々の社員に任せるのではなく、**指導者が中心となって当たり前の社内風土になるように変えていくことが、職場の心理的安全性を高める第一歩になるのです。**

ケーススタディ
1

カスタマーサービスのチームリーダーのAさん

本項では、心理的安全性を活かした感情労働のケーススタディを二つ紹介します。特に安全で健康的な職場づくりを促進するためには、個人とその周囲の人の双方の行動変容が重要になります。その点にもフォーカスして解説します。

一つ目のケーススタディは、スマートフォンのカスタマーサービス部門のチームリーダーとして忙しく働いているAさんの話です。彼のチームでは、毎日のようにお客さんの対応に追われ、メンバーが理不尽な怒りをぶつけられながらも冷静な対応を求められる場面も珍しくありません。メンバー各自は大きな精神的な負担を強いられていました。そうした背景もあり、**Aさんは職場の雰囲気がかなり緊張状態にあることに気づいたのです。**

そこで、Aさんは心理的安全性の高い職場をつくるアプローチを取ることにしました。最初はメンバーに、自分が直面している感情的な負担を「これくらいは我慢しないとダメだ」「他にもっとしんどい人はいる」といったように無理に抑え込んだり、小さく見積もったりしないように伝えることから始めました。

メンバーの多くが「このしんどさも仕事のうちだから」とネガティブに考えていましたが、Aさんの言葉によって、感情をコントロールして働くことの大変さを認めてもらえたように感じ、安心して働けるようになったのです。そして、Aさんは2週間に1回「心の健康会議」と称して、メンバー各々が仕事上で抱えている葛藤などのネガティブな気持ちを、批判や評価を絶対にしないという条件でオープンに話し合える場をつくりました。

さらに、あるメンバーが、非常に攻撃的で非合理的な要求をするお客さんとやりとりをした時、Aさんはそれを仕事の一部と見なすことはしませんでした。**Aさんは、メンバーが我慢強く献身的に対応してくれたことに感謝したうえで、感情的な労苦を認めたのです。**そして、そのお客さんの対応は顧問弁護士を交えてAさんが引き受けることにしました。これによって、メンバーは自分自身の気持ちが理解されていると感じただけなく、職場全体の心理的安全性も高まり、チーム全体の士気にも大きな変化がもたらされました。

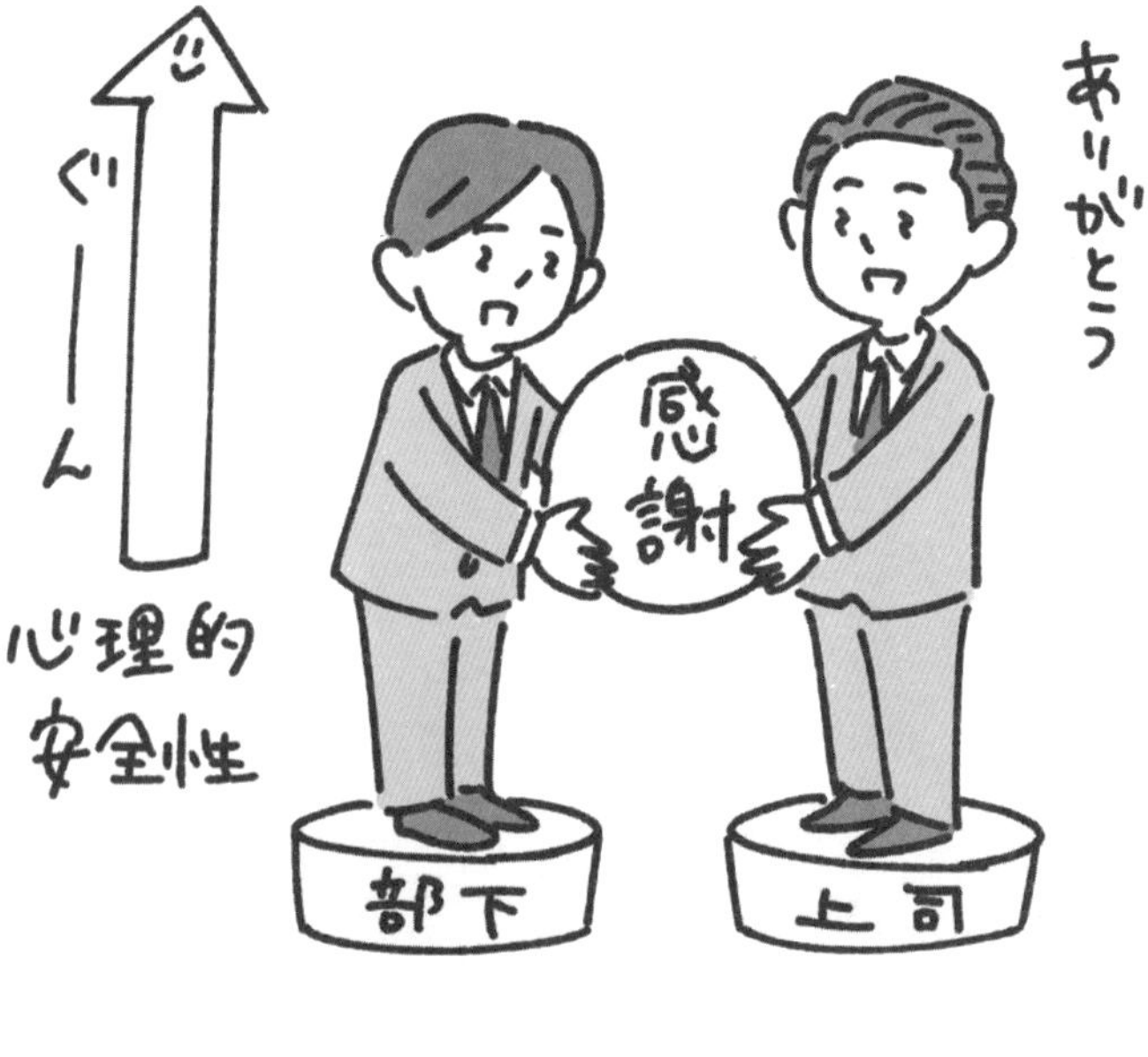
ありがとう
ぐーーん
心理的安全性
感謝
部下
上司

ケーススタディ2　営業部門で働くBさん

二つ目のケーススタディは、常にハイペースで目標達成を求められるプレッシャーが強い営業部門で働くBさんの話です。**彼女は自分だけでなく、部下もプロフェッショナルであることを求められるために自己の感情をかなり抑え込んでいることに気がついていました。**しかし、その部下がメンタルの不調を訴え、休職になってしまいました。Bさんはこのことに大きなショックを受けました。

さすがに、このままでは社内の雰囲気が不健全になってしまうと感じ、まずは自分の感情をオープンにすることを決意しました。最初のうちは、休憩中や食事会のようなチームの非公式な集まりの時に、自分のしんどさを共有するようにしました。そのことがきっかけで徐々に「しんどさを社内で口にしてもいいんだ」という雰囲気がチーム内につくられるようになっていきました。このBさんのオープンな姿勢は、社内にも徐々に変化をもたらし、同僚や部下も自分の苦悩を打ち明けるようになったのです。

さらに、Bさんは、これ以上メンタルの不調を訴えるメンバーが出ないように、部下から自分の感情をコントロールするつらさについて**相談を受ける時は、より共感的に傾聴することを意識して取り組んでいきました。**

そのほかにも、メンバーのパフォーマンスを高めるためにフレックスタイムの導入を会社に提案したり、精神的なリフレッシュができるように、勤務時間中にヨガのセッションを企画したりしました。

このような個人発の行動変容によって、過酷な職場でありながらもチーム内の心理的安全性が高まり、感情労働の影響を

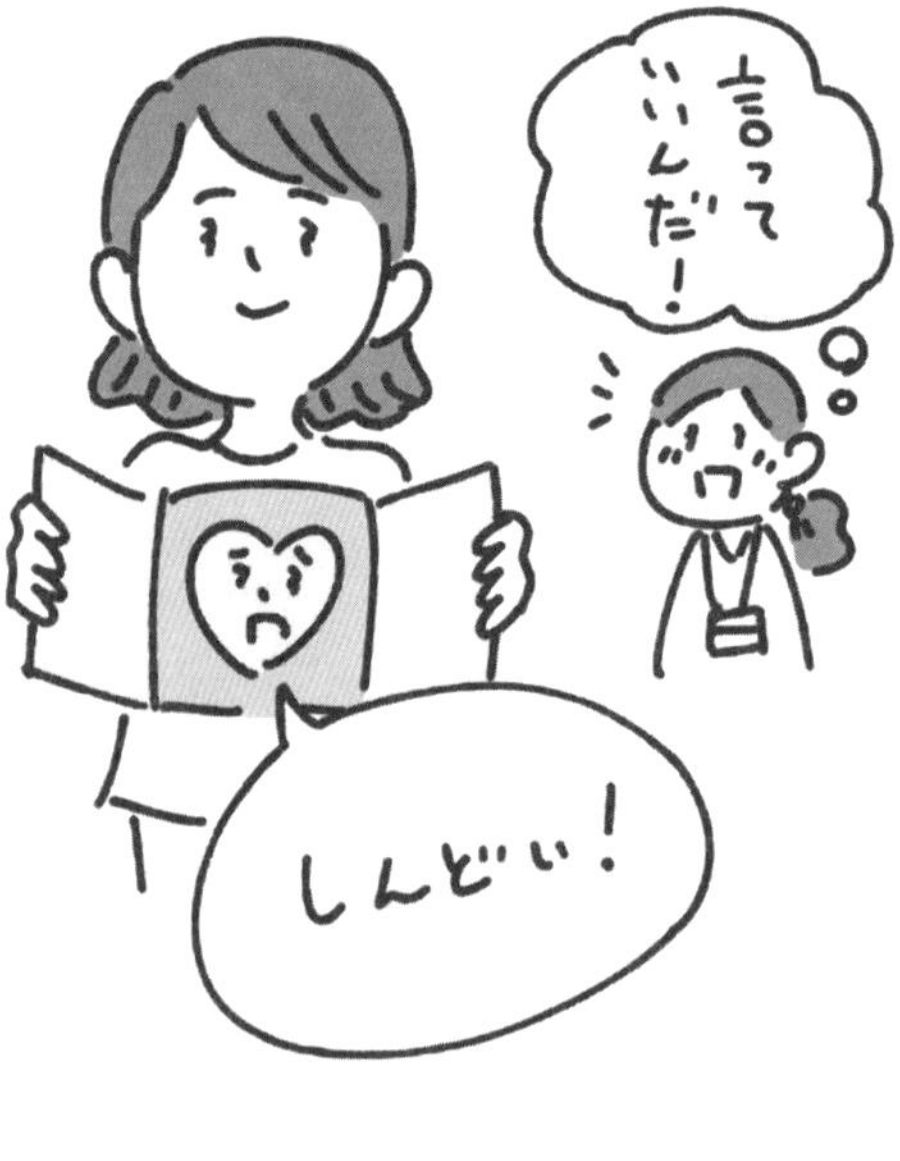

緩和することができるようになったのです。

ケーススタディ3 入院患者が多い病院で働く看護師のCさん

ここまで、職場の心理的安全性を担保することこそが心の健康と仕事の満足度の基盤になっていることを紹介しました。ちなみに、**感情労働の中で、心理的安全性を育んでいくためには、行動変容だけでなく「言葉」も大きな影響を与えます。**言葉は心の傷を癒したり、メンバーを鼓舞して力を発揮できるようにしたりできるので、協力的な職場環境をつくるツールとして大きな役割を果たします。本項では、二つのケーススタディを紹介し、感情労働の中で、言葉を戦略的に使うことによって心理的安全性を促進する方法を解説します。

一つ目のケーススタディは、たくさんの入院患者さんがいる病院で働く看護師のCさんの話です。**Cさんは日夜生死をさまよう患者さんの苦痛やその家族の不安に向き合って働いています。**その仕事は感情労働そのもの。自分がどのような気持ちであっても、患者さんが求める感情を表現してきました。そうした対応に追われ、あまりに疲れ過ぎた時には、バーンアウト（p162）のような状態になることもありました。

実は、病院内でこのような状態になっているのはCさんだけではありません。多くのスタッフが感情労働による疲弊を感じていることに、病院の管理職たちも気づいていました。そこで、病院側も職場内で心理的安全性を高める必要性を感じ、ポジティブなフィードバックと感謝のセッションを導入することにしました。看護の仕事は、身体だけでなく、精神的な負担も大きい仕事です。このセッションを自分の心のモヤモヤを共有してもらう場としました。

その一方で、病院は患者さんやその家族から、スタッフへの感謝の声を積極的に集める工夫もしました。「看護師さんの笑顔に生きるパワーをもらっています」「スタッフの優しさで安心して入院生活が送れました」などといった言葉は、スタッフの仕事へのモチベーションを生み出す原動力となりました。

さらに、病院の管理職からも「あなたの努力と情熱は、職場を明るくしてくれる」「あなたの献身的な仕事ぶりに心から感謝しているし、いっしょに働けることを誇りに思う」

と**ストレートに感情を伝えるようにしました。**すると、次第に仲間同士のサポートや協力体制も充実していったのです。その結果、Cさんをはじめとする現場のスタッフたちは、心が折れそうになった時の回復力や職場の満足度を高めることができるようになりました。さらには、患者ケア業務の効率化にもつながっていったのです。

ケーススタディ4 中学校教師のDさん

二つ目のケーススタディはある中学校で教師として働くDさんのお話です。**Dさんは、教師という役割に期待される感情のコントロールを常に意識して働いています。**教師となった時は「生徒に楽しく授業をすること」が仕事だと思っていましたが、実際には課題の採点、保護者への対応、部活動の顧問などが主な業務になっていきました。時間もエネルギーも使うことになり、当初思っていたのとは異なる多忙な毎日を過ごしていました。Dさんは、そのような環境につらくて逃げ出したい気持ちが溢れそうになる時もありましたが、「子供や保護者の前ではそのような態度を見せてはいけない」と自分に言い聞かせてがんばっていました。

ある日、そうしたDさんの様子を傍で見ていた先輩教師は、対処法を二つ紹介しました。その一つが、いまの自分のつらさを認めて言葉にすることです。たとえば、「課題を採点するのは精神的に疲れる」「教室でさまざまな性格の生徒の相手をするのは難しい」など、自分の感情をコントロールすることが負担になっている現実を認めてもよいことを伝えました。すると、Dさんは先輩教師の「感情を抑え込まなくていい」という言葉に安心感を得て救われたのです。

さらに、先輩教師は「ありのままの自分」を肯定的に受け入れるようにもアドバイスをしました。Dさんはそれを受け、たとえば、「今日は自分なりのベストを尽くせた」「持続可能な教師生活のためにマイペースを大切にする」といったフレーズを自分自身に言い聞かせるようにしたのです。そして、自分の努力を認めつつも、自分の課題や欠点を許すために、日頃から現在の自分を肯定するような言葉を使うことを心掛けるようにしました。すると、**Dさんが等身大の自分を大切にする姿勢が共感を呼び、職場全体に各自を大切にする雰囲気が広がった**のです。これによって、自然と心理的安全性の高い環境をつくる一歩を踏み出すことができるようになりました。

また、Ｄさんの中でも、自分が求めている言葉を自分に掛けても大丈夫だ、という精神的な自由さが生まれました。すると、生徒や保護者の期待に応えられない時に感じる罪悪感やストレスを打ち消すことができるようになりました。その結果、感情労働に伴う精神的な消耗が減り、より自分らしく活き活きと働くことができるようになったのです。

ここまで、感情労働での心理的安全性の高め方を紹介しましたが、感情労働に携わる際に、最低限知っておきたい知識やスキルがあります。そこで、次章では、感情労働のストレスを和げる「感情演技術」についてくわしく解説していきます。

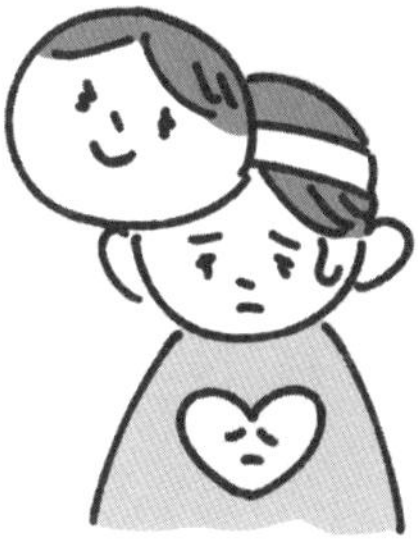

第3章

自分を守る
感情演技術

1 表層演技とは？

感情労働が必要な場面で感情をうまくコントロールする方法として、ホックシールドは「表層演技」と「深層演技」という二つの概念を紹介しています。まず、**表層演技とは本来の自分の感情は異なっていても、表面上は表情や立ち振る舞い、声や言葉などによって相手が求める感情を表現する方法です。**ちなみに、ホックシールドは、表層演技が求められる代表的な職業として自分の感情とは異なる役柄を演じる「俳優」を挙げています。

とはいえ、真面目な人からすれば、お客さんの前で演じること自体にあまりよい感情を持たないかもしれません。しかし、グランディの研究では、「表層演技は、高ストレス環境での緩衝材としても機能し、相手に冷静にコントロールされた外見を見せることで、困難な状況をより効果的に乗り切ることができる」[4]といわれています。たとえば、従業員からお客さんに対して否定的なことを伝えなくてはならない場面や、学校で先生が手に負えない生徒に対応する場面では、本心では強いイライラや不快感を感じているはずです。しかし、**表層演技を用いることで、自分の中の荒ぶる感情を穏やかにし、さらに相手が傷つかないような振る舞いをすることで、落ち着いて建設的な対話ができるようになります。**

一方で、表層演技には本当の自分の気持ちを欺いているという自覚が残ってしまいます。そのため、表面的な演技に過度に依存するようになると、ぎこちなさや葛藤が生じ、精神的なストレスも溜まり、結果的にバーンアウト（p162）になってしまう可能性があります。表層演技は、感情労働によってストレスを抱え過ぎないようにする有用な手段ではありますが、時には心の奥にある本音を誰かにぶちまける機会も必要です。つらさに共感してくれる仲間に悪口をいったりしながら、バランスを取ることが大切になるのです。

2

深層演技とは？

深層演技とは、職柄で要求される感情を徹底的に内面化することを意味しています。

たとえば、客室乗務員は、気難しい乗客に対応しなくてはいけない場面があります。しかし、客室乗務員が深層演技を実践していれば、乗客の対応に表面的な笑顔を見せるだけでなく、心から乗客の気持ちを理解し、思いやりを感じ取ろうと意識するようになります。さらに、客室乗務員は、乗客を面倒な存在と見なすのではなく、ケアが必要な人物だととらえ直します。つまり、この客室乗務員は、自分の感情をコントロールすることがプロとして求められる当然の態度であると、自分の中で感情の書き直しをしているのです。

また、不満を抱えたお客さんに対応するカスタマーサービスの現場を想像してみてください。深層演技を実践している担当者であれば、単にマニュアル通りの対応を機械的に行うだけではなく、自分の感情とのバランスも取りながら対応できるようになります。たとえば、「お客さんは私に対して怒っているのではなく、不満を感じている状況に対して怒っているだけだ」と考えることができるのです。このように**職場で深層演技を取り入れれば、俯瞰的な視点を養うことができるようになります。**あなたがお客さんのネガティブな気持ちに共感してより深い信頼関係をつくらなければならなかったり、顧客満足度の向上につながる対話を行わなく

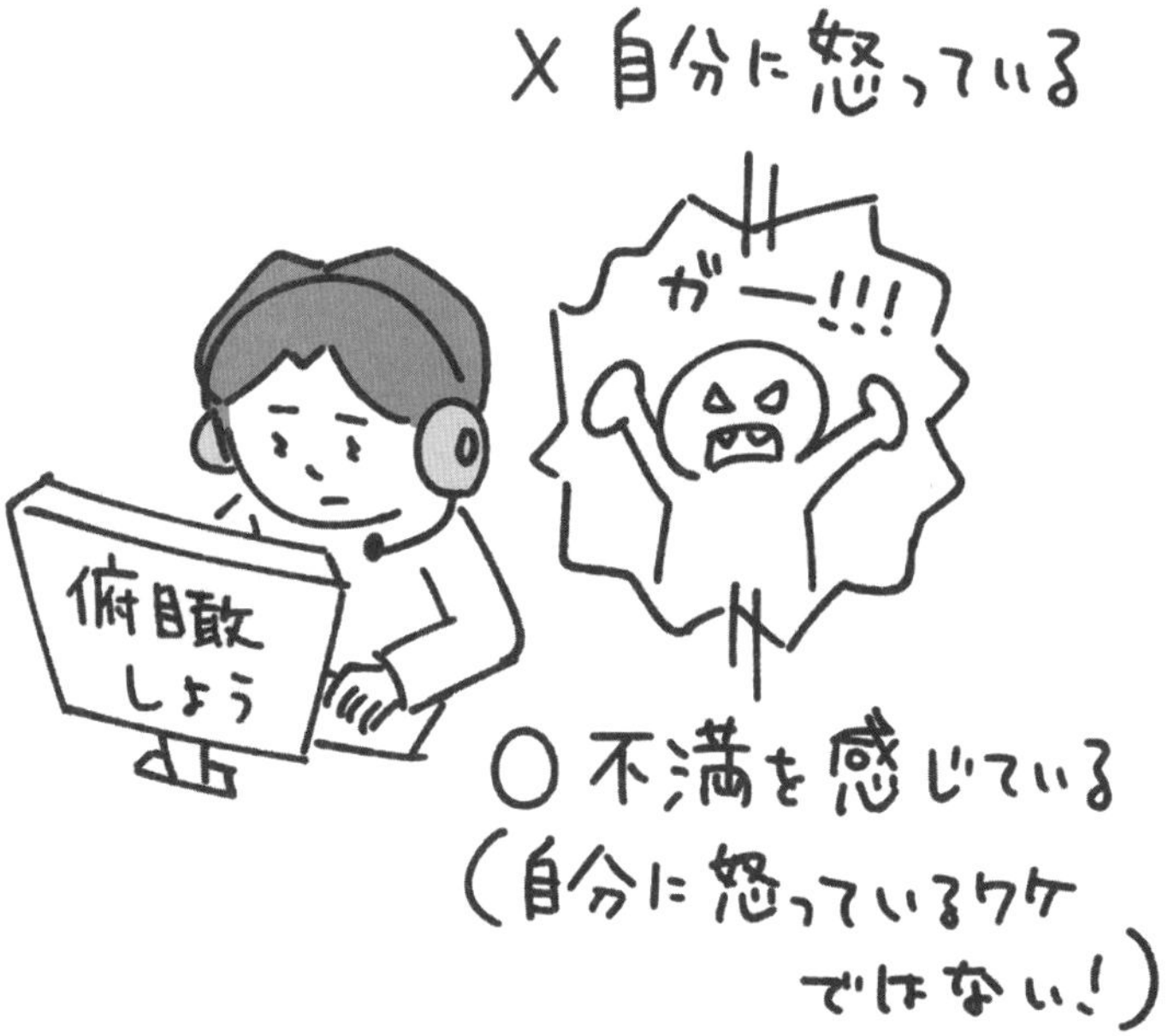
X 自分に怒っている
ガー!!!
俯瞰しよう
○ 不満を感じている
(自分に怒っているワケではない!)

てはならなかったりする場面などでも役立ちます。

このように一見メリットばかりのように見える深層演技ですが、実は欠点がないわけではありません。深層演技は仕事の状況に応じて自分の感情や思考を常に変化させる必要があるので、精神的な負担は想像以上に大きいものです。自分が本来持っている感情ときちんと折り合いをつけないと、表層演技同様、バーンアウト（p162）につながる可能性があります。また、深層演技を行っていると、仕事と個人の感情の境界線があいまいになってしまいがちです。すると、「自分の内面を変えてまでする仕事なのだろうか？」「自分らしさとは何だろうか？」などといったような不満や疑問が生じ、キャリアの見直しを迫られることもあります。

このように、深層演技だけに頼るのは、精神的な疲弊が蓄積するリスクをはらんでいます。したがって、感情労働において従業員がお客さんとの信頼関係を維持しながら、**心の健康のバランスを取るためにも、会社による職場環境の整備が必須なのです。決して個人だけで解決しようと思わないでください。**

3

表層演技と深層演技、どちらがよいのか？

感情をコントロールする方法として表層演技と深層演技を紹介しました。しかし、どちらにも相応のメリットはあるものの、精神的な疲労や仕事への不満などのネガティブな側面が生じる可能性も忘れてはいけません。ちなみに、**表層演技と深層演技のどちらを選ぶかは、職場での環境によって大きく左右されます。**極端な話ではありますが、表面的な演技をすることによって、いっしょに働く人から社風的に不適格な人だと認識され、信頼関係がつくれなくなる可能性もないとはいえません。そこで、表層演技と深層演技をどういった場面で用いればよいのかについて具体例を紹介したいと思います。

あなたがホテルのフロント係として仕事をしていたと想定しましょう。フロント業務は、どのようなお客さんにも温かい笑顔ときめ細かいサービスの提供が必要になります。

予想を超えるサービスの要求にもベストを尽くさなければならない一方で、常に自分の感情をコントロールして、お客さんに快適さと幸福感を与える行動も求められます。

しかし、人間には何が起こるか分かりません。たとえば、昨日あなたが家族としていっしょに生活していた大切な愛犬が亡くなったとしたら、どのように感じるでしょうか。たとえ、寿命であったとしても、あなたは深い悲しみとともに喪失感や虚無感でいっぱいになるはずです。しかし、それでも仕事に行かなくてはならない日はすぐにやってきます。

この精神状態のままでは、フロント業務がままならないと思ったあなたは、お客さんの前に立つ直前に「ここは舞台。自分は俳優。私の役目は、どんな状況でも笑顔でサービスを提供すること」と自分に言い聞かせてみました。すると、なんとか業務時間を乗り切ることができました。表層演技のスイッチを入れて気持ちを切り替えることで、その場をしのぐことができたのです。そして、演技の状態を続けることで、お客さんの対応をしている時も自然と業務に集中することができるようになり、大切な家族が亡くなったつらさを少しだけ軽減できている自分にも気づくことができるようになったのです。

そのほかにも、長い待ち時間で不機嫌になったお客さんから強い口調で叱責された場面でも、とっさに表層演技のアプローチを適用することができるようになりました。平静を装いながら自分のネガティブな感情を抑え込み、素直に謝罪したり、お客さんの怒りを鎮めたりすることができるようになっていったのです。

このような気難しいお客さんに対しても、あなたは演技のスイッチを入れさえすれば、効果的に自分の気持ちをコントロールして対処できることが分かりました。すると、精神的な疲労をかなり軽減

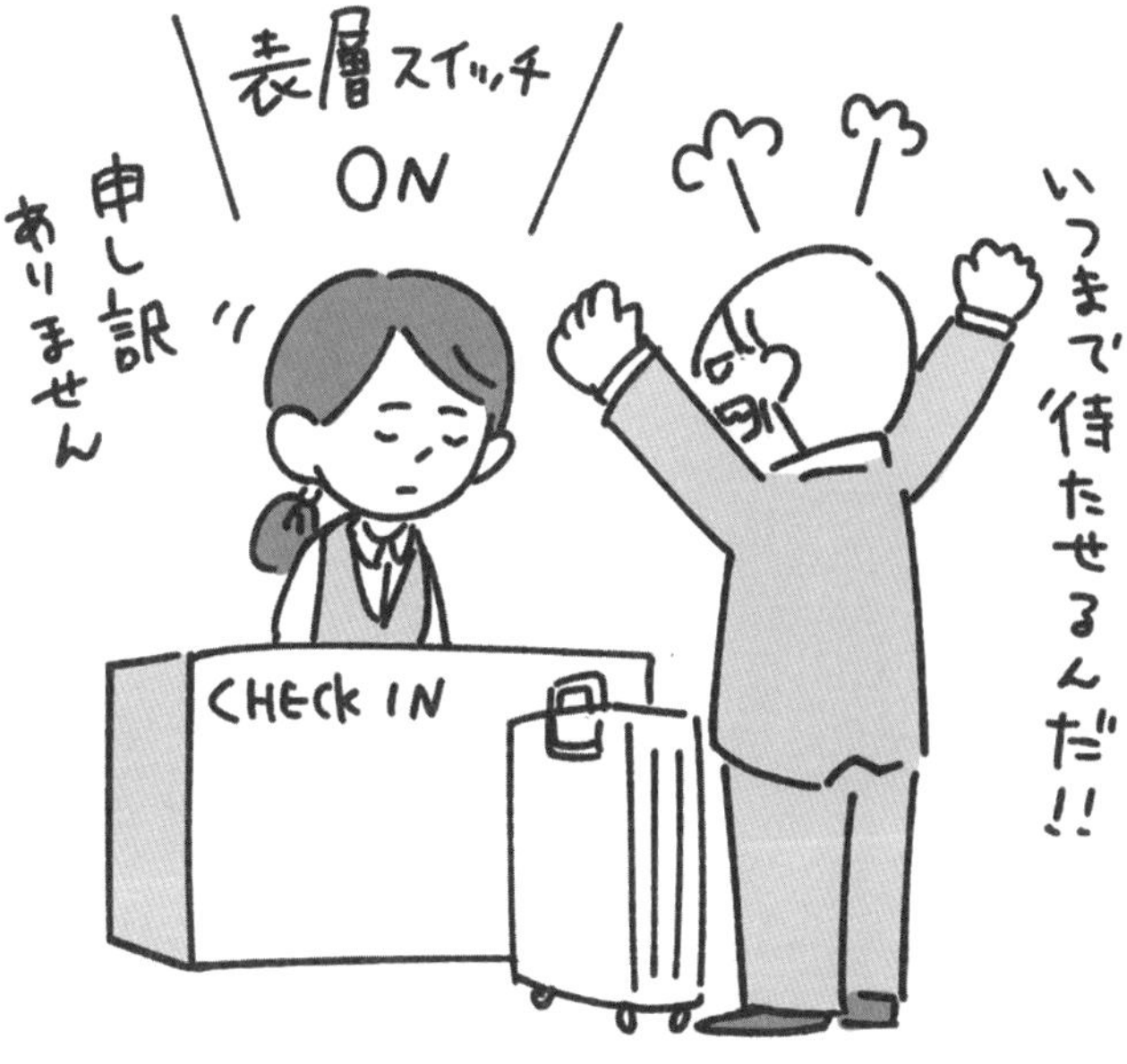

表層スイッチ ON
いつまで待たせるんだ!!
申し訳ありません
CHECK IN

できるようになり、さらに仕事の満足度も高めることができるようになったのです。**表層演技はホテルのフロント係のように、さまざまなお客さんと短時間に入れ替わりで接する感情労働では、特に強力なツールとなります。**

一方、看護師は、生死をさまよう重症の患者さんと接する機会に度々直面します。しかし、そういった深刻な場面に慣れてしまうと、軽症の患者さんに対しても、表層演技を用いて表面上はひどく心配している態度を取ってしまうことがあります。すると、そのような態度に対して、他のスタッフから、逆に思いやりがないと思われたり、信用できない人だと見なされたりすることもあります。また、患者さんもそうしたわざとらしい態度を敏感に察知しているケースもあり、表層演技をしたがゆえに信頼関係を損なうことさえあります。

そうした時に活用したいのが深層演技です。深層演技は、真の共感と相互理解を目指し、自分の感情の上書きをすることになるので、誰とでもよい人間関係を築ける可能性があります。とはいえ、看護師がすべての患者さんに対し、深層演技を追求してしまうと、人間関係の距離の取り方に苦労して、最終的にはバーンアウト（p162）に至ってしまうリスクが高まります。

そのほかにも、感情労働に遭遇する頻度や要求される仕事の完成度などによっても、どちらの方法を選ぶのかは異なります。表層演技は、自分の本当の感情を抑え込むため、その都度イライラしたり、ネガティブな感情を溜め込んだりしやすいのが特徴です。したがって、業務の中で高い達成度やスピードを求められると、表層演技がもたらす負の感情の連鎖によって業務に支障が出る可能性さえあります。

その一方で、**深層演技を用いたお客さんとの交流は、自分の内側から仕事に向き合うマインドを変えていくきっかけになります。**また、深層演技を深めていくことによって、俯瞰的な視点を養うことができるので、かつての自分と比べて成長できているかを確認しながら、業務に向き合うことができます。とはいえ、深層演技と自分の感情の間に折り合いをつけておかないと、バーンアウトなどによってかえって仕事の生産性を低下させることにもつながりかねません。このように、**表層演技と深層演技のうちどちらを選ぶのかは、本人の性格やストレス耐性など、個人的な要因だけでは決まりません。**業務の種類や職場の人間関係によってもバランスは変わっていくのです。

4

感情と演技のギャップは あらかじめ決めておこう

表層演技も深層演技も、最終的なゴールは同じです。相手に求められる感情表現をするために、人当たりのよい振る舞いをすることになります。ただ、これらはマイナスなことばかりかといえば、そうともいえません。ある研究でも「表層演技の一種を用いて参加者にペンを口にくわえて無理やり笑顔をつくらせたところ、幸福感を感じた[5)]」と報告しています。これは「表情フィードバック仮説」といい、顔の表情筋の変化が感情にどのように影響を与えるかを調べたものです。ちなみに、この研究では、特別な指示がない中でペンを口にくわえ、口を「い」の形にした状態で口角を上げる表情をつくり、感情の変化がないかを調べました。その結果、笑顔をつくることで、感情がポジティブになることが明らかになりました。さらに、口を「う」の形にすぼめ、悲しい顔をつくると、ネガティブな気持ちになることも分かりました。

つまり、この研究では、**「楽しいから笑う」のではなく、「笑うから楽しくなる」というように、身体的な反応を知覚することによって感情が生まれてくる**ことが証明されたのです。たとえ強制的であったとしても、「笑顔」になるという行為自体に、気分を高揚させる力があるということをお分かり頂けたのではないでしょうか。

また、**職場の中でのポジティブな振る舞いも心理的な安全性を高めるうえで、大きな効果をもたらします。**たとえば、締め切りが迫っているにもかかわらず、イライラせずに前向きな明るい姿勢で仕事をするチームリーダーと、眉間にしわを寄せてイライラした様子のチームリーダーとでは、あなたはどちらといっしょに働きたいでしょうか？いうまでもなく前者でしょう。このようにリーダーの態度がチーム全体に波及してポジティブな職場の雰囲気をつくり出すこともあります。たとえ、それが演技であったとしても、組織としての連帯感を高めて、チーム全体の生産性とパフォーマンスを向上させることにつながっていくのです。

しかし、本音と建前が極端にズレている場合は、演技をすることにさまざまなリスクが伴います。たとえば、個人的な苦労があるにもかかわらず、いつも明るく不満や悲しみを表に出さない先輩がいたら、あなたはどう感じるでしょうか？

もしかしたら、最初のうちはこのような行動が立派に見えて憧れの対象になるかもしれません。しかし、時間が経つにつれて、どこか自分には心を開いてくれていないのではないか、と思ったり、住む世界が違う人だと感じたりして、深いつながりを持つ機会を失ってしまうこともあるでしょう。これでは、決して心理的安全性が担保された職場とはいえません。職場の状況を敏感に察知して周囲が

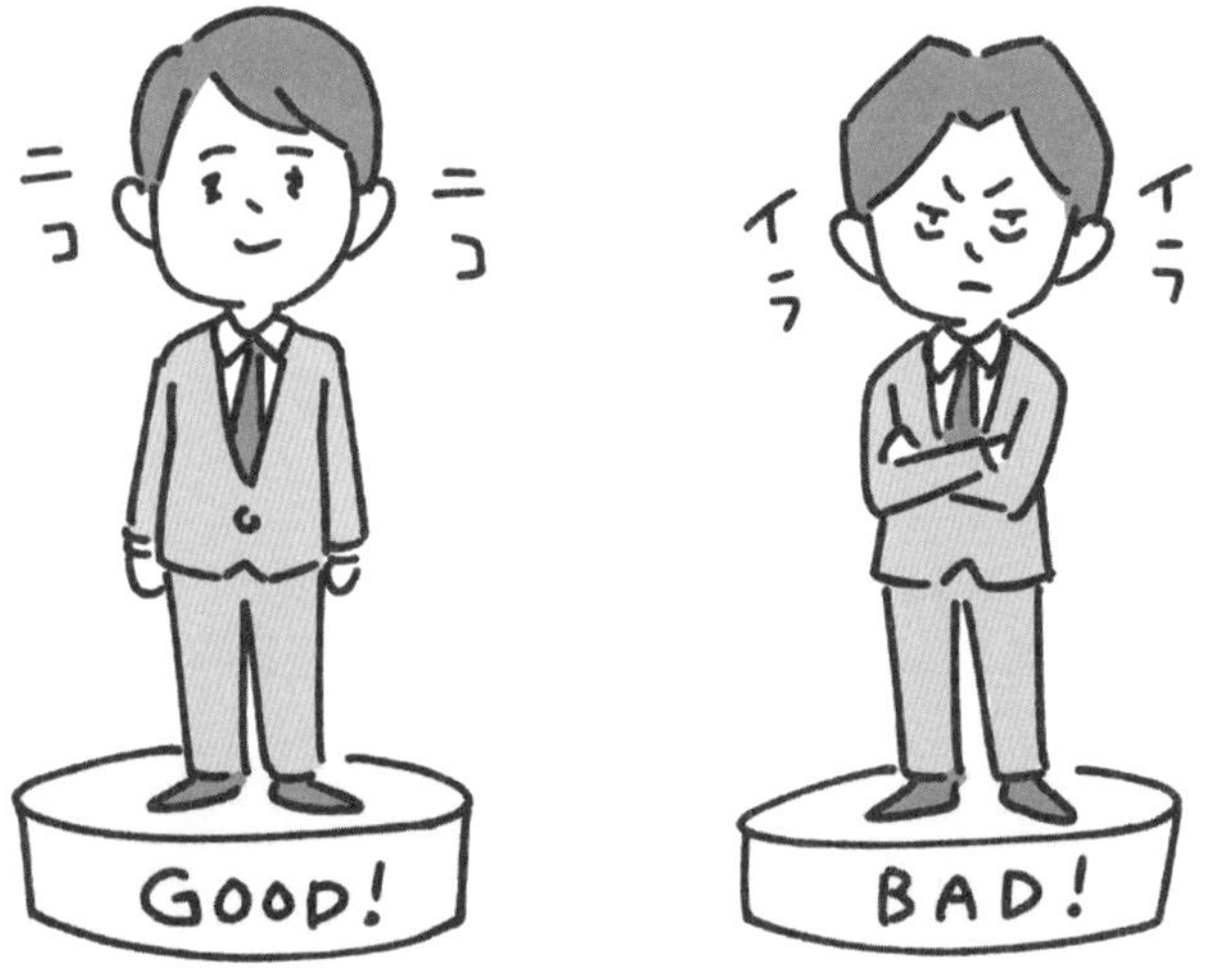

求める感情を提供する各種の演技は、かえって自分の信頼を損なってしまうことがあることも覚えておきましょう。

そこで重要になるのが、**あなたの中で本来の感情と演技のギャップの割合を決めておく**ことです。なお、演技をする際は0か100かでそのメリットやデメリットを考えてしまわないように注意してください。仕事をしていく以上、感情労働は避けられず、演技をする場面も必要になってきます。演技をすることが精神的な負担になっているという自覚を持って、自分の感情とのギャップのバランスを取るように意識してみましょう。

5
深層演技を極める①
―極端な想像力を養おう―

表層演技と深層演技のうち、どちらがよいかはあなたの性格や職場環境によって左右されると紹介しましたが、**一般的には深層演技をうまく取り入れられると、感情的な疲労が少なく、対人関係の構築や業務を遂行するうえで、メリットを得ることができるといわれています。**とはいえ、「演技をするなんて難しそう……」といった声があるかもしれません。しかし、深層演技は、タイムマネジメントやネゴシエーションスキルと同じようにビジネス上の一つのスキルです。他のスキルと同じように考えれば、自分のものとして習得できるようになるはずです。

まず、深層演技をマスターする際の一つ目のポイントとして、**「相手の気持ちに自らが率先して共感する」**という方法があります。ただ、共感するためには、相手の気持ちを思いやり、想像する力も必要になります。そして、相手の気持ちを想像する際は極端に考えるほうが、深層演技がうまくいくケースが多いことを覚えておくとよいでしょう。

たとえば、あなたがデパートで働いていたとしましょう。そして、「限定品だと聞いていたから30分前に並んでいたのに買えなかった！」と怒っているお客さんの対応をする場面を考えてみてください。もしかしたら、あなたは「仕方がない話だろう」と理不尽さに呆れかえってしまうかもしれません。しかし、この状況を乗り越えるためには、冷静さと忍耐強さを持って、表面上は呆れた感情を出さないように注意する必要があります。最初のうちは、ネガティブな気持ちを抑え込むことしかできないかもしれませんが、深層演技を適切に用いることができれば、こうした場面もスムーズに乗り越えることができます。では、具体的な深層演技の方法について見ていきましょう。

まず、お客さんの気持ちに共感するために、あなた自身がお客さんと同じような立場になったケースを想像してみてください。すると、「30分も前に並んでいたのに、限定品が買えなかったのはつらいよなぁ」とお客さんの状況に対し、理解や共感ができるようになるかもしれません。しかし、「そんなに簡単に気持ちを切り替えられないよ」と

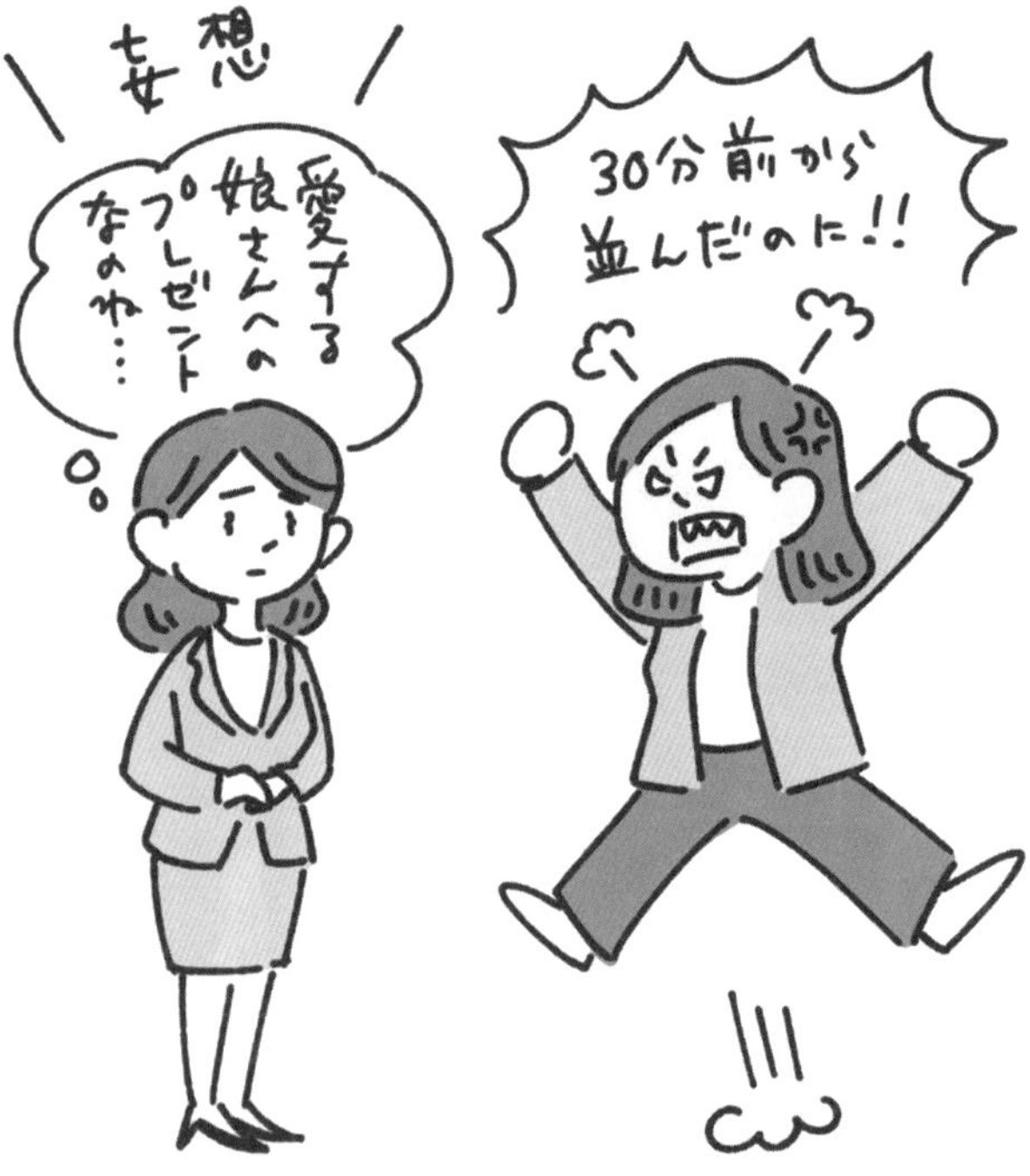
妄想
愛する
娘さんへの
プレゼント
なのね…
30分前から
並んだのに!!

いう方もいらっしゃるでしょう。

そこで、先述のように相手の置かれている状況を極端なシチュエーションで想像してみましょう。たとえば、「病院で闘病中の娘さんに限定品を必ず買ってくるからねと約束していたに違いない」だとか、男性のお客さんであれば、「家では奥さんの尻に敷かれており、これを買わないと家で激怒されるに違いない」などといった完全な妄想でかまいません。そのほかにも、自分がいま一番ほしいものが目の前で売り切れてしまった光景を想像するのもおすすめです。すると、このお客さんのように激怒はしないまでも、残念でつらい気持ちになるのではないでしょうか。このように**極端な想像力を養えば、お客さんの怒りや悲しみの感情に共感することができるようになります。**その結果として、自分の気持ちをだますことなく、相手が求める振る舞いができるようになるでしょう。

6

深層演技を極める②
―ポジティブな独り言と小さな成功体験―

深層演技をマスターする際の二つ目のポイントは、**「自分にポジティブな言葉を言い聞かせていく」**という方法です。本書では、これを「ポジティブな独り言」といいたいと思います。この方法は、実際にスポーツ選手が試合中に積極的に取り入れると、大幅にパフォーマンスが向上することが証明されています。

たとえば、あなたが営業職でお客さんに新しい製品やサービスを紹介していると想定してみましょう。そして、お客さんが競合他社と親密なことを知っており、おそらくネガティブな反応をされることも分かっているという状況を仮定してみてください。そうした状況を乗り切るためには、お客さんに内心の感情を見せずに、熱心に自社の製品、サービスの価値や独自性を強調して、アピールし続けることが必要になります。たしかに、このような状況を想像するだけで、ストレスを感じ、心が折れそうになりますが、このような時こそポジティブな独り言が効力を発揮して、深層演技のスキルを高めていくことになります。

まず、ポジティブな独り言を取り入れる際の最初のステップですが、**自分の中に生まれているネガティブな気持ちに気づいてみましょう。**ただ、この気持ちがあること自体がダメなわけではありません。「このお客さんを説得することは無理だろうなぁ」と考えていることに、あなたが客観的に気づければそれだけで十分です。そうした気持ちに気づいたら、そのネガティブな感情に歯止めをかけてみましょう。ちなみに、これは一つの儀式のようなもので、自分でストップをかけないと、不安や緊張がムクムクと無意識のうちに大きくなって、その場の嫌な雰囲気があなたを飲み込んでしまいます。

さて、ネガティブな感情への歯止めのかけ方ですが、まずは頭の中で「一時停止の標識」を思い描いてみてください。そして、その標識が浮かんだら「いったん、落ち着こう」と自分に言い聞かせたり、静かに深呼吸をしたりしてみましょう。ちなみに、この標識は、「自分の右手の薬指の爪」や「左足の靴のつま先」など、身近で自分の視野に入りやすいものを事前に設定しておくとよいでしょう。

　その次のステップでは、**ネガティブな気持ちをポジティブな独り言に置き換えていきます。**たとえば、その場で「いままでも何とかなったから大丈夫」「やれることを全力でやる」などと自分に言い聞かせるのです。もちろん、実際に言葉に出さなくてもＯＫです。心の中で唱えるようにして自分に言い聞かせてみましょう。こうしたステップを踏むことで、自分はやればできるという自己効力感や、自分は誰かの役に立つことができるという自己有能感を刺激できます。

　たしかに最初はうまくいかないこともあるかもしれません。しかし、このような場面に遭遇した時に、何度も繰り返し実践していくことで、ストレスフルな環境に陥った時の向き合い方があなたの中で変わっていきます。具体的には、あなたの中での課題が「相手をどうするか」ではなく、「自分がどうするか」などに変わっていくことを感じるようになるでしょう。

　そうしたプロセスの結果として、相手が求める態度や姿勢を適切に表現できるようになります。ちなみに、**ポジティブな独り言の効力を強めてくれるのは、あなたのいまま**

での小さな成功体験です。たとえば「上司がアイデアに共感してくれた」「休憩中の雑談がウケた」「プロジェクトでミスを指摘されなかった」など、些細なことでかまいません。普段から自分の中に積極的に小さな成功体験をストックしておきましょう。

7

深層演技を極める③
―初心忘るべからず―

感情労働を乗り切るためには、自分の考えや感情に反応しなくなるように演技の質を高めることが必要です。**演技のパフォーマンスを高めるためにも、「初心に返る」ということが大切になる**ことをぜひ覚えておいてください。

たとえば、あなたは介護施設職員で、認知症などが原因で生活で困っている人を相手にしています。もちろん、一般的には、そのような利用者さんに対し、寄り添うような優しい姿勢が求められます。あなた自身もサポートを提供することで利用者さんの生活の質が向上するなど、少しでもポジティブな影響を与えられることに対し、やりがいを持っています。そして、日々の生活の中で、利用者さんと困難を乗り越えることが自分にとっての達成感という大きな報酬にもつながっていることも感じていました。

しかし、実際には、利用者さんが理由も分からずに興奮して怒り出したり、時には暴力を振るわれたりすることもあります。あなたとしては、ベストを尽くしているにもかかわらず、何度もこのような場面に遭遇すると、不満やいらだちも募ってしまうことでしょう。とはいえ、そのような態度を利用者さんの前で表現することはできないので、想像以上にエネルギーを消費しています。

こうしたネガティブな気持ちを毎回のように表層演技で抑え込むのはとてもしんどいことです。そこで、深層演技に磨きをかけていくことになりますが、その

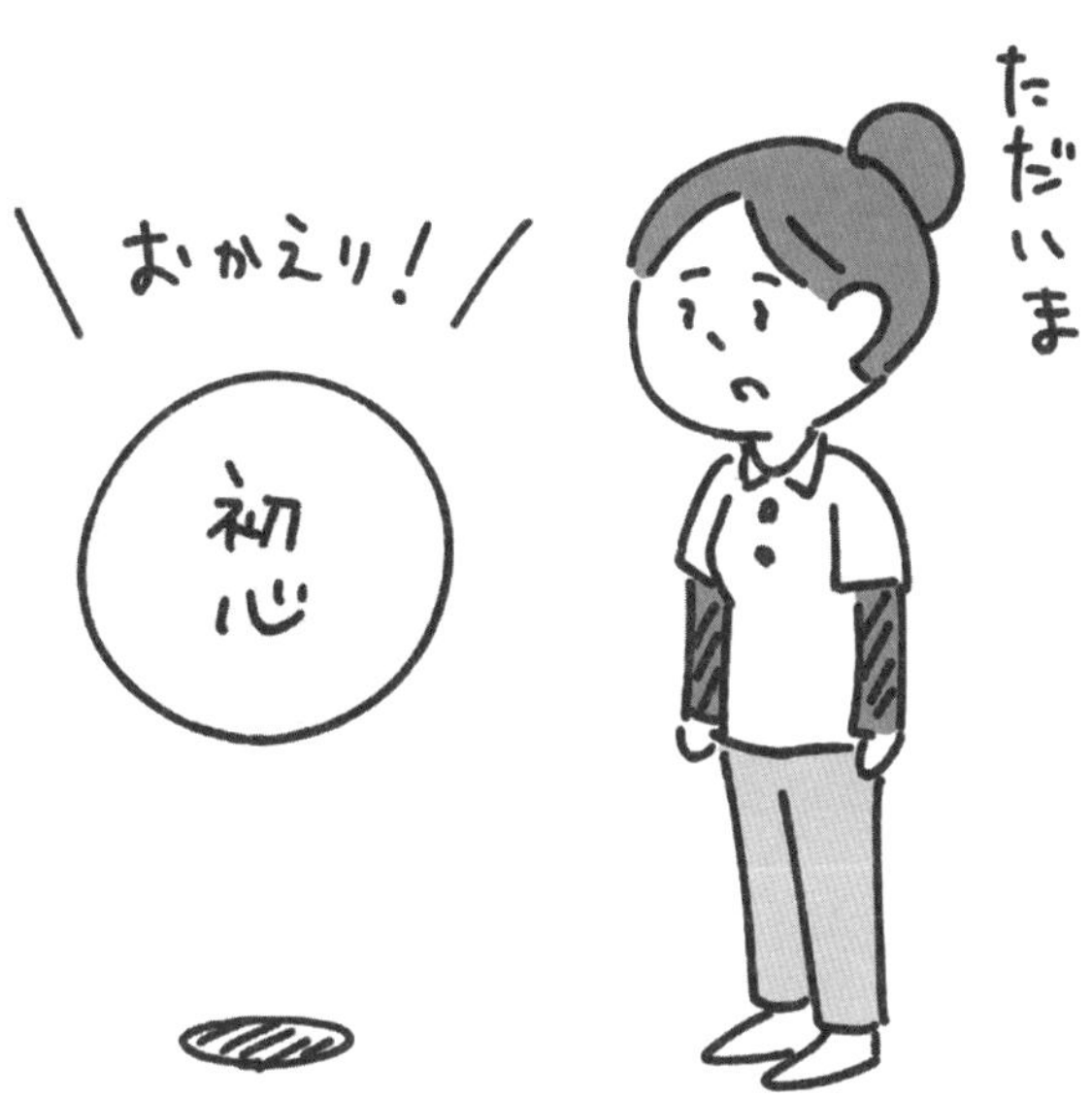

鍵を握っているのが、**「ネガティブな感情を持っているなぁ」と自分を素直に受け入れる**ことです。もしかしたら、あなたはネガティブな感情を抱いている自分に対し、罪悪感を持っているかもしれません。しかし、自分から湧き出る感情には善悪はないのです。

実はこうしたプロセスを経ることこそが、自分自身と感情を切り離すきっかけとなります。「自分が抱えているネガティブな感情に気がつけている」という事実は、感情に振り回されていない証拠であり、自分の感情を効果的にコントロールする第一歩なのです。

ただ、このように素直に自分のことを受け入れ、すぐに初心に返れる人ばかりではないと思います。そこで、まずは、あなたの中で生まれているネガティブな感情を分析してみましょう。具体的には、「なぜこのように感じてしまっているのか」を考えてみるのです。「自分にはもっと重症な人を介護してきたプライドがある」「他の利用者さんへの対応で手いっぱいでかまっている余裕がない」「安定した介護職員という職についているだけでよい」など、さまざまな理由を見つけることができるはずです。

もちろん、そうした気づきが得られたのは、あなたが成長した証拠でもありますが、仕事を選んだ動機や初心から遠ざかっていることをもう一度認識するチャンスでもあります。こうしたステップを踏むことで、ネガティブな気持ちが生じた時でも「利用者さんが回復する過程を支援したい」「利用者さんの苦痛を和らげ、直接的に貢献をしたい」などといったその職業を志した時の初心に返りやすくなります。その結果として深層演技の質も高まるのです。

たしかに、この方法はすぐに身につけられる方法ではありません。しかし、**定期的に初心に返ることによって、本来の自分の感情と演技のギャップを埋め、より自然な深層演技によって相手が求める態度を表現できるようになります。**もちろん、この方法は患者さんやお客さんからの信頼を高め、あなた自身の精神的な疲労も軽減してくれるはずです。特に現在専門的な職業に従事していて、その職業に就くまでに注いだ熱量が高かった人ほど、効果のあるアプローチなのでおすすめです。次章では感情労働に役立つ「感情整理術」を具体的なケーススタディとともに紹介します。

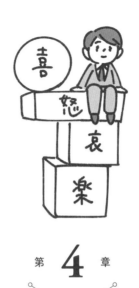

第4章

自分をすり減らさない感情整理術

1 アンガーマネジメント

　先述の通り、感情労働が要求される職業では、仕事の一部として感情をコントロールしなければなりません。その中でも、特に怒りの感情をうまくコントロールすることが大切になります。なぜかというと、たった1回の怒りによって、人間関係が壊れたり、職場での立ち位置が悪くなったり、周囲の仕事へのモチベーションを低下させたりするなどのリスクが含まれているからです。とはいえ、怒りという感情は人間にとって自然な感情です。誰でも恐怖を感じたり、理不尽な扱いを受けたりすれば、そうした感情は引き起こされます。したがって、あなたが怒りをコントロールできずに感情を支配されてしまう時に、問題が生じることを事前に認識しておきましょう。そこで、怒りの感情を適切に扱う際に役立つ「アンガーマネジメント」というスキルを紹介します。

そもそも、**アンガーマネジメントという言葉からも誤解されやすいのですが、このスキルは決して怒りの感情に特化したものではありません。**たしかに、最初は怒りをコントロールする目的で開発されましたが、いまでは恐怖やフラストレーションなど、さまざまな感情を扱うのにも効果があることが分かっています。では、その方法について具体的に見ていきましょう。

まずは、怒りを感じている自分に気がつくところからスタートです。その際、分かりやすいのが身体の変化です。怒りに気がつく前にカーッと頭に血がのぼってイライラしてしまうと、そこからは怒りに飲み込まれて、自分で感情をコントロールするのが難しくなります。心拍数が上がってドキドキしたり、呼吸が速くなって息苦しさを感じたり、手足が勝手に震えたり、冷たくなっていたりするなどの身体の変調を感じたら、怒りのサインだと認識してみてください。これよって、怒りが爆発する前に、アンガーマネジメントのテクニックを用いることができます。

この時にまず、**最初に試してほしいのが呼吸法です。**深くゆっくりした呼吸（深呼吸）をすることで、副交感神経を刺激します。これによって、心拍数をゆっくり下げ、気持ちを落ち着かせることができます。できる限り、細く長く息を吐き切ることに注力してみましょう。

最初のうちは6秒かけて肺の中にあるすべての息を吐き、4秒で吸うことを意識してください。この呼吸に慣れてきたら、10秒かけてゆっくりと息を吐いてみましょう。たかが深呼吸、されど深呼吸。これを繰り返すことによって、カッとなった時に、怒りに任せた行動を防ぐことができます。もしも、呼吸法に慣れず、しっくりこない時は、**心の中でゆっくり10秒を数える「カウンティング」**という技法でも問題ありません。これは、「1、

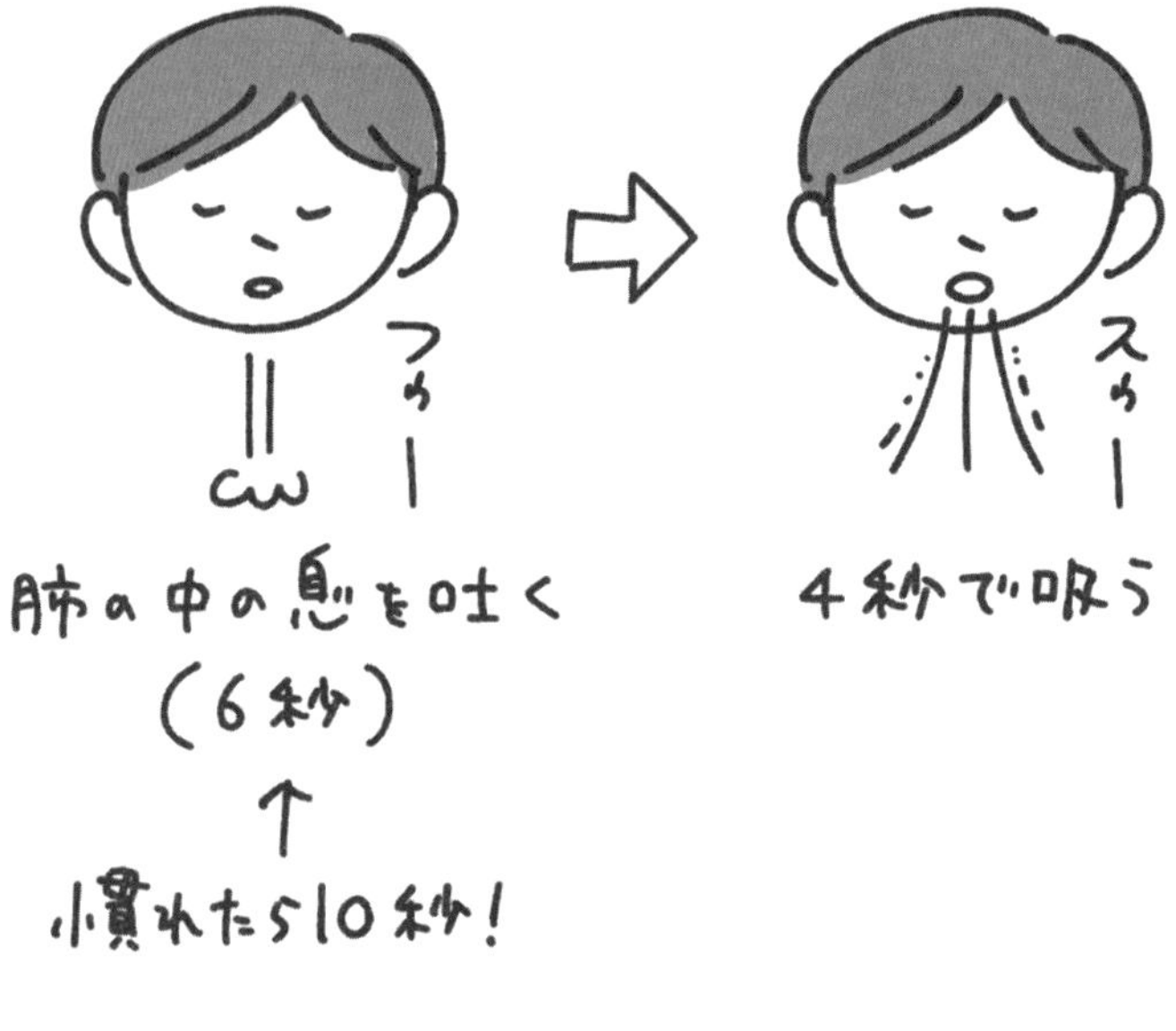

2、3、……10」と、ただ数を丁寧にカウントすることで、怒りのピークを越える方法です。

そのほかの方法としては、**相手との境界線を意識する方法があります。**あなたの怒りがコントロール不能になるのは、相手のペースに飲み込まれそうになっている時です。そこで、周りから負のエネルギーを受け取らないように、「仮想バリア」をイメージするようにしましょう。たとえば、自分の胸ポケットにあるペンが仮想バリアであるとイメージしてください。すると、相手から受ける感情をすべてバリアが跳ね返してくれるので、ひと呼吸置きながら、あなたのペースで対話できるようになります。仮に、お客さんが激高していても、あなたにはそのバリアがあるので安心して対応できるはずです。

ケース
スタディ
1

車両故障のクレーム対応をする駅員のEさん

電車の駅員として働いているEさんのケースを考えてみましょう。**Eさんには、お客さんからの問い合わせや苦情を処理する仕事があり、かなりの感情労働を要求されていました。**ある日、急な車両故障によって、電車が遅れたことに激怒するお客さんに直面しました。そのお客さんはあろうことか、まるで電車の遅延がEさんのせいであるかのように強い言葉で罵ってきます。あまりにも理不尽な言葉の連続に、Eさんはお客さんに対して怒りを感じていました。とはいえ、そこでEさんが感情的になって反論したところで、事態はよい方向には進みません。

この時、Eさんは自分の心臓がバクバクしていることや、手に汗を握っていることに気づきました。これこそが、アンガーマネジメントを利用すべき身体からのサインです。いまの気持ちを少しでも落ち着かせる目的で、まくしたてるお客さんの口調に巻きこまれないよう、自分のペースでゆっくりとした深呼吸を繰り返してみました。そして、自分を落ち着かせながら対話をしてみました。その際には、お客さんとの間に**仮想バリアを想定しつつ、ぶつけられた相手の言葉にすぐ反応するのではなく、自分のペースを崩さないようにしました。**

Eさんは自分のペースを保持できるくらいに感情が落ち着いてきたら、いったんお客さんの視点に立ち、いまの状況を俯瞰的に見ながら、電車が遅れたことへの不満を受け止めてみました。さらに、その気持ちに共感を示しつつ、お客さんのペースに巻きこまれないように注意しながら、いまできる限りの問題解決に集中させてもらえるように伝えてみました。たとえば、それは運行再開の目安や目的地への振替輸送の選択肢を提示することだったりします。それがいまのEさんができる精一杯のことでした。

すると、お客さんはEさんの落ち着いて物怖じしないペースに、これ以上は自分の思い通りにできないことに気がつきました。そして、このような状況にもかかわらず、共感的に対応してもらっていることに対し、「これ以上イライラしても仕方がない」と、怒りのトーンを下げて、こちらの提案にも耳を貸すようになっていったのです。

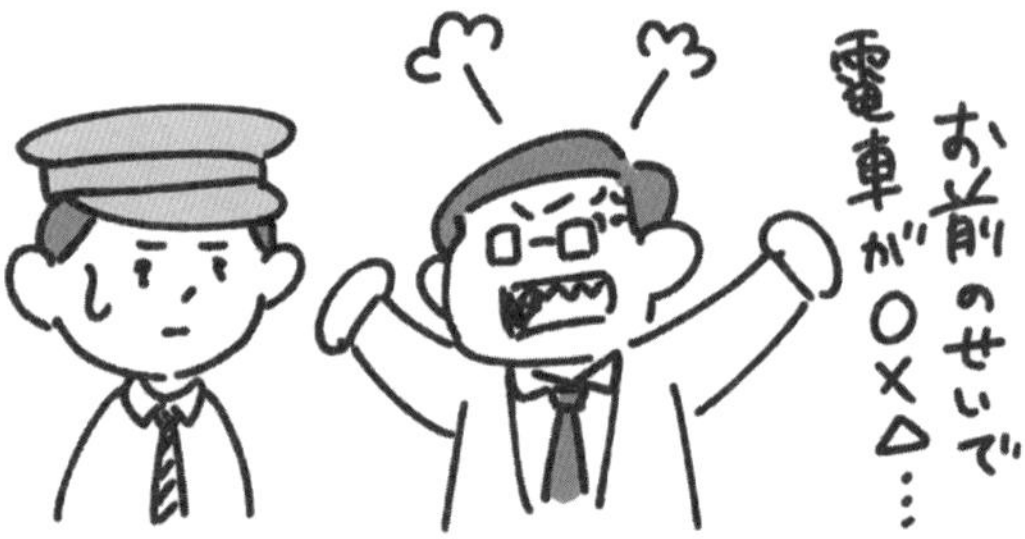

相手の口調に巻きこまれないよう、
ゆっくりと深呼吸！

仮想バリアを想定し、自分のペースを
崩さない！

いまの状況を俯瞰し、
不満を受け止め、共感し、
解決法を提示！

ケーススタディ2　IT企業で働くF部長

IT企業で働くF部長のケースも考えてみましょう。**彼のチームは、メンバーが厳しい納期のもとで働いています。**常にギスギスした職場環境で、思い通りにいかないと急に大声で部下を叱責するリーダーがいるなど、人間関係もぎくしゃくしていました。そこで、Fさん自身もそのような雰囲気のままでは、さすがにマズいと思い、チームにアンガーマネジメントのテクニックを応用することにしたのです。

たとえば、チーム内でミスやトラブルが起こったとしても、Fさんは決して感情的に怒るのではなく、まずはゆっくりと深呼吸をして気持ちを落ち着かせるようにしました。そして、**当事者の事情をヒアリングして、現状の問題解決にエネルギーを割くように徹底したのです。**

さらに、ミスを人的な理由にするのではなく、その根本的な原因となっている業務効率の改善や仕事量の均等化にも着手するようにしました。そして、ミスをした相手に対し、いままで以上に立場や意見を尊重し、業務上の指摘をする際も表現を柔らかくするように変えていきました。すると、チーム内で新しいトラブルが起きても、犯人捜しをしなくなりました。

そうしているうちに、チーム全員が根本問題に向き合う雰囲気に変わり、メンバーの個々の発言を認め合い、新しいチャレンジをしても否定されないという安心感も生まれました。こうして、リーダーがアンガーマネジメントを職場に取り入れることによって、誰もが不安に思っていることを素直に口にできる環境にも変わっていきました。すると、チーム全体としての協調性が高まり、生産性の向上などにつながっていったのです。

このように、感情労働におけるアンガーマネジメントは、**単なる個人の感情のコントロールにとどまらず、対人関係や組織全体の雰囲気にも影響を及ぼします。**怒りをはじめとする感情のコントロールは、よりよい対人関係を育むのにも役立つのです。それは相手がお客さんであっても職場の仕事仲間でも同じことです。特にこのスキルが組織の中で広がれば不必要な緊張を和らげ、職場をポジティブな雰囲気に変化させることができます。もちろん、チームワークや生産性にもよい影響を及ぼし、建設的な対話と問題解決を促進することにもつながっていきます。

2 認知行動療法・リフレーミング

私が産業医として活動する中で、特にファーストフード業界の従業員の方々が感情労働による心身の負担を抱えていることに気づきました。彼らは、自分の本来の感情とは関係なく、「常に笑顔でサービスを提供する」ことが当たり前に求められる立場です。そうしたハードな環境であるにもかかわらず、何も対策しないまま感情労働を続けてしまうと、ストレスが溜まって、バーンアウト（p162）や生産性の低下につながってしまうケースが度々見受けられました。本項では、こうした感情労働にうまく対応するために、認知行動療法がいかに重要になるのかをお話ししたいと思います。

そもそも、認知行動療法は心理療法の一種です。**このテクニックは、自分の思考や感情がどのように行動に影響を及ぼすかを理解する手助けになります。**認知行動療法は、私たちの思考と行動が相互に関連しているという前提に基づき、自分を苦しめてしまう否定的な思考パターンを特定して行動を変化させていきます。本項では、認知行動療法を行う際に重要な要素の一つになる「リフレーミング」を紹介します。

リフレーミングの三つの方法

リフレーミングは、日本語で「枠組みのつくり直し」とも訳されます。これは、一つの出来事に対して、自分を苦しめてしまう思考をより自分を追い込まない思考へと意図的にシフトさせるプロセスです。まるで絵の額縁を変えただけで、描かれた絵に対する感じ方を変えるような方法なのです。では、具体的にリフレーミングをする際の三つの方法を紹介します。

一つ目は**「語彙の再定義」**です。この手法は単語やフレーズの意味をあなたがいま考えているイメージよりも、ちょっと無理をしてポジティブに変えてしまう方法です。たとえば、あなたが「私は柔軟性がない」というマイナスな思考を持っているならば、「私は意志が固い」「私は妥協を許さずに努力できる」と、ポジティブにとらえ直すことができます。慣れないうちは、あなたを苦しめている言葉に「〜だからこそ」という言葉を付け加えると、よりポジティブな意味を見つけやすくなります。たとえば、自分自身のことを「飽きっぽい性格」だと思っていれば、「飽きっぽいからこそ、潔く諦められる」「飽きっぽいからこそ、周りに流されにくい」のようなフレーズが考えられるでしょう。ぜひ、いろいろなパターンで試してみてください。

二つ目は、**「もしも、〝あの人〟ならどうするだろう」**と考えてみることです。ここでの〝あの人〟というのは、あなたの知り合いでも構いませんし、会ったことのない尊敬する人物でも問題ありません。自分にとって都合のよい人を設定しましょう。たとえば、お客さんから理不尽に激怒された時、「上司ならカラオケに行ってストレスを発散しているかな」とか、「のび太君なら、一晩寝ればもう気にしていないだろうな」と、いろいろな人の立場になって考えてみるのです。このように、自分から離れた視点を持つことによって、いまあなたに起きている状況から一歩引いて、俯瞰して物事をとらえることができるようになります。この思考の転換によって、ネガティブな気持ちをポジティブに切り替えるきっかけをつかめるようになるでしょう。

三つ目は、**時間軸を変える**方法です。この手法は、あなたの視点を未来の時間軸にずらして、現在の困難な状況を見つめ直す方法です。たとえば、あなたが上司から仕事のミスを指摘された時に、「私は仕事をこなす能力が低い」と考えてしまうのなら、いつもネガティブな気持ちになって、仕事のパフォーマンスにも悪い影響が及んでしまうでしょう。しかし、視点を未来に変えてみると、「いまのこの出来事も来月にはもう忘れているだろう」「将来的にはスキルアップになっているかもしれない」などと考えてみることができるのです。

これによって、「いま起きていることはそこまで最悪の事態でもなく、何とかなるかな」という気持ちの切り替えにつながってきます。このように、自分に合った**リフレーミングの手法を取り入れることで、あなたの身の周りに起きる事象を多面的にとらえることができる**ようになります。そこで、感情労働に対し、リフレーミングをどう活かせばよいのかについて具体例を見てみましょう。

ケーススタディ3　ファーストフード店で働くGさん

忙しいファーストフード店で献身的に働くGさんについて考えてみましょう。彼女は、どれだけストレスの多い状況であっても、誰に対しても友好的で明るい姿勢をとり続けようとしています。しかし、元気がない時でも、常にポジティブな感情を示さなければならないというプレッシャーによって、大きなストレスと疲労を感じていました。

そこで、Gさんは、リフレーミングを用いて、感情労働をうまくコントロールすることにしました。まず、**彼女は自分の否定的な思考パターンを特定することから始めました。**たとえば、お客さんに無礼な態度をとられた時には、以前であれば「私は攻撃されて、仕事の能力を否定されている」と考えて、落ち込んでいました。そうした自分の思考パターンを認識したGさんは、上司の言動や振る舞いを参考に「お客さんは、ここに来る直前に嫌なことがあって、八つ当たりしているだけ」と考えてみることにしました。そして、「将来的にはこの経験も自分の武勇伝になるだろう」と視点を変えてみること

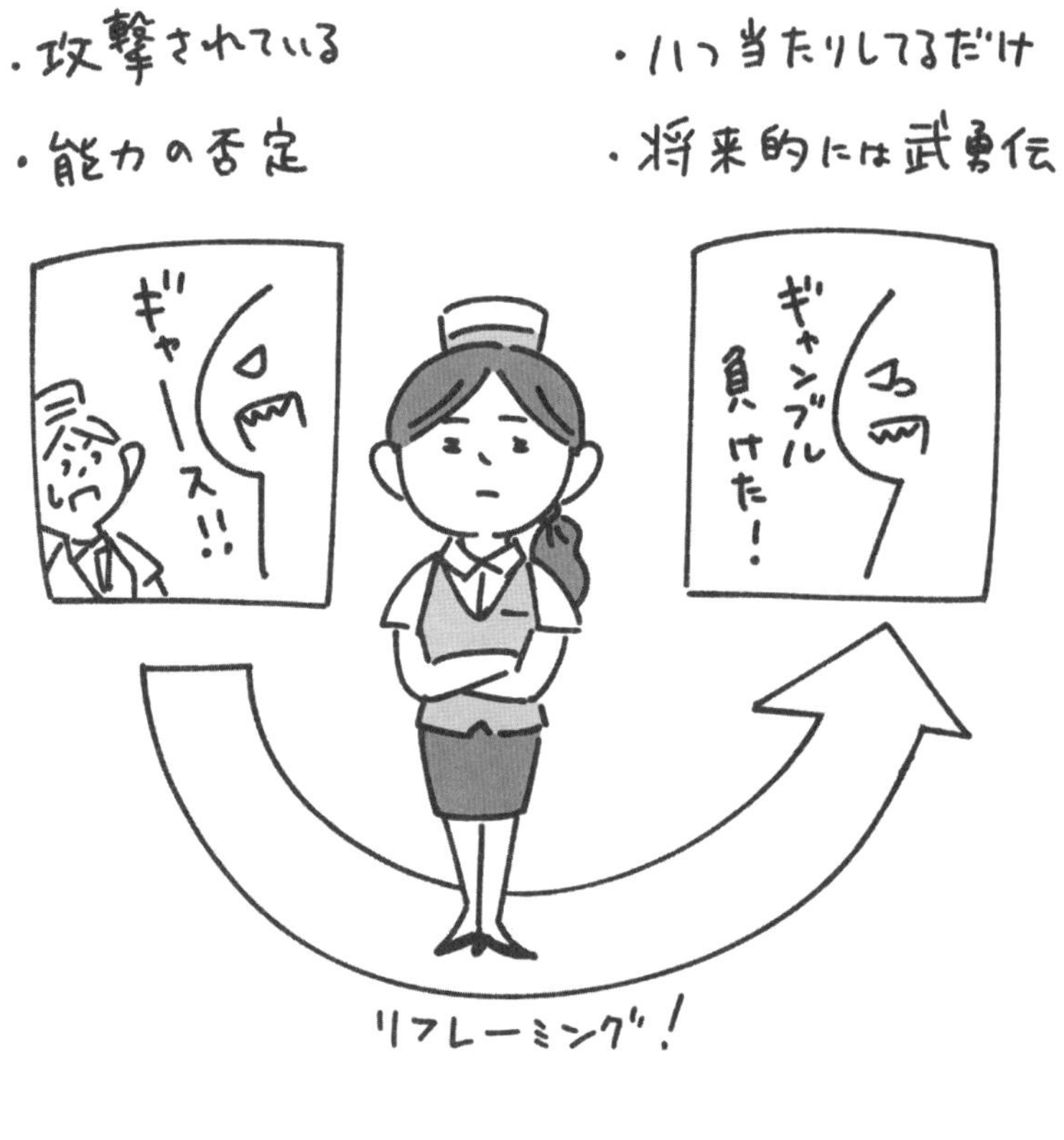
・攻撃されている
・能力の否定
・八つ当たりしてるだけ
・将来的には武勇伝
ギャース!!
ギャンブル負けた!
リフレーミング!

にしたのです。すると、お客さんの悪態をダイレクトに受け止めずに、苦痛を軽減させることができるようになりました。

さらに、Gさんはリフレーミングを職場内の人間関係など、他の場面でも応用するようにしました。すると、仕事で関わる人との距離感も調整することができるようになり、職場での疲労感も大幅に軽減されたのです。いままでは仕事のストレスで、終業したとたんにぐったりして、休日も寝てばかりで何も楽しむことができませんでしたが、リフレーミングを取り入れるようになってからは、仕事でのストレスが大幅に軽減され、終業後や休日に自分の趣味の時間を増やすことができるようになったのです。こうして、Gさんは人生をより豊かに過ごすことができるようになりました。

ファーストフード業界だけではなく、日本にはまだまだ感情労働が避けられない業種がたくさんあります。認知行動療法におけるリフレーミングは、**あなた自身を苦しめる思考パターンを見つけて、目の前で起きている事象をとらえ直すきっかけを与えてくれます。**精神的な苦痛を軽減するためにも効果的なスキルになるので、ぜひ取り入れてみてください。

3 エゴグラム

感情労働を乗り切るためには、自分の物事のとらえ方や考え方を知ることがとても大切です。なぜなら、それによって、あなたがお客さんの言動によってどのような影響を受けるのかが分かりますし、自分の気持ちを抑え込むためにどれほどのエネルギーが必要なのかにも気づけるからです。本書では、自分自身をより理解するためのツールとして「エゴグラム」を紹介します。

エゴグラムとは、精神科医のエリック・バーン博士が提唱した「交流分析」という人間関係の心理学理論に基づいた性格検査です。この検査を受けると、自分の心の状態（自我）と他者とのコミュニケーションをマッピング（ある情報を別の情報に対応させること）して、いまの自分がどのような工夫が必要なのかが見えてきます。ちなみに、これは実際のクリニックなどでも医師が必要だと判断すれば、健康保険が適用される性格検査の一つです。特に臨床の場面では、「東大式エゴグラム 第3版」（ＴＥＧ３）がよく使われています（クリニックなどの医療機関だけでなく、自費のカウンセリング機関でも利用されることもあります。その際、健康保険は適用されないので注意してください）。

では、このエゴグラムについて大まかに説明をしてみましょう。まず、**エゴグラムでは、あなたの心の中に、「親」「大人」「子供」の３人の住人がいて、その３人のバランスがあなたの自我を決めている**と考えます。ちなみに、ここでいう親とは、実際の両親や先生などの権威者から受け継いだ価値観や教訓、信念などに影響を受けた心を意味します。たとえば、「社会のルールを守ろうとしたり、相手を褒めたり、労ったりするような心」です。また、大人とは、「合理的かつ客観的に情報を処理する心」を表します。そして、子供とは、「自分の中の素直な感情や好奇心を指し、天真爛漫に振る舞ったり、周りに頼ったりする心」をいいます。

これらの住人は、自分の心の中だけでなく、他人の心の中にも存在しています。つまり、社会で生きていくためには、これらのバランスや距離感を見定めて他者と交流することが求められるのです。**このエゴグラムによって、自我のバランスを理解していれば、相手の気持ちに沿った対応ができるようになったり、その場にふさわしいコミュニケーションがとれるようになったりします。**また、三つのうちどの要素を高めていけばよいか、もしくは抑えていけばよいかなどの工夫についても知ることができるようになります。では、実際にエゴグラムが感情労働を乗り切るのにどのように役立つのかについて見ていきましょう。

ケーススタディ4 市役所で働くHさん

Hさんはある市役所で働いています。献身的なHさんは、毎日仕事が終わるとクタクタに疲れ果ててしまいます。**彼は常に市民と接する必要があり、彼らの苦悩に共感して、生活環境を改善するための問題解決をする必要があります。**たしかに、仕事自体は好きなのですが、常に市民を満足させられるわけではありません。市民の期待に応えられないことも多く、時には激しい苦情をぶつけられることもあります。そのような精神的な負担によって、最近では、些細なことでイライラしやすくなったり、仕事への満足度も低下したりしていました。Hさんの仕事はまさに感情労働で、職場でのやりとりの中で、自分の感情をコントロールすることに苦慮していました。

そこで、Hさんは自分の心のバランスを理解するために、エゴグラムを利用することにしました。エゴグラムの結果は「親」の要素の強度が高いことを示していました。これは仕事において常に解決策を提供し、相手の期待に沿えない事実を伝えつつも、相手の気持ちに配慮する必要もあることが影響しているようでした。その一方で、「子供」の要素がかなり抑制されていることも分かりました。仕事上の要求に応えるために、常に自分の感情を抑制していることがエゴグラムによって視覚的にも明らかになりました。

エゴグラムを通して、自我のバランスを客観的に理解したら、その次は**相手と健全なコミュニケーションをとるためにも工夫をする必要が出てきました。**たとえば、その方法の一つとして、Hさんが一人で抱えている仕事を誰かに依頼したり、ある部分の責任を軽減してもらえるように上司と交渉したりすることなどが浮かびました。このように、すべての問題を正面から解決しなければならないという強迫的な考えを捨てることで、親の要素の使い過ぎを減らすことができるようになったのです。

さらにHさんは、**もっと自分の中にある子供の要素を認めてあげるのもよい方法だと気づきました。**Hさんの場合、仕事が忙し過ぎて、子供の自我と向き合う時間がとても少なくなっていたのです。そこで、積極的に好きな絵を描いたり、スポーツ観戦をしたり、心地よいと感じられる活動に時間をあてることにしました。すると、抑圧されていた子供の要素を大きくして、相対的に親の状態を減らすことができたのです。

もし、すぐに自分の中の子供の要素を大きくできない時は、一度大人の自我に目を向けてみましょう。**大人とは、親と子供の橋渡し的な役割があり、お互いの要求と合理性のバランスを客観的に見ることができる要素です。**Aさんの場合、このまま親の要素が大きくなれば、これまで以上に自分の心がすり減ってしまい、さらに自分が苦しむことになっていたでしょう。こうした時に、大人の自我に目を向けてみると、何か一歩でも動き出さなければいけない状況だと認識して、自分の背中を押すことができるようになります。

感情労働は、業務上避けられないものですが、適切な感情のコントロールを行わないと、バーンアウト（p162）や仕事へのモチベーションの低下につながります。そこで、自我のバランスを視覚的に理解できる**エゴグラムを活用すると、事前に感情労働による心のすり減らし度合いを最小限にでき、あなたにとってより健康的な働き方を見つけることができる**ようになります。このようにエゴグラムは、単に私たちの内面を映し出すだけでなく、よりバランスの取れた人生を送るための指針にもなります。あなたには「このような自分でありたい」という理想像があるかもしれませんが、まずは現在地を知ることこそがその第一歩になります。エゴグラムは、その道筋を示してくれる有効なツールなのです。

4 マインドフルネス

みなさんは「マインドフルネス」という言葉を聞いたことがあるのではないでしょうか？　どこか難しそうだなとか、何だか面倒くさそうだなと思って避けてきたかもしれませんね。しかし、マインドフルネスには心を穏やかにさせる効果があることが科学的に認められています。しかも、この手法を日常生活に取り入れると、モヤモヤする気分をリセットすることが簡単にできるのです。

なお、マインドフルネスは最初から難しく考え過ぎず、「まずは1分だけでもいいや」というくらいの気持ちで取り組んでみてください。慣れてきたら、3ヵ月は続けてみましょう。すると、あなたの中でマインドフルネスが身近なものになり、感情労働の精神的な疲労も和らげることができるようになっていくはずです。具体的なマインドフルネスの作用としては、自律神経を整える働きがあります。これによって、よく眠れるようになったり、扁桃体という恐怖や不安を感じる脳の部位が過剰に反応することを防いだり、イライラや不安などのネガティブな感情とうまく折り合いをつけたりすることができるようになります。

さらに、**マインドフルネスを取り入れると、どのような時であっても「よい」「悪い」と評価することなく、ありのままの自分自身を育てることができます。**もちろん、生きている中で、うまくいかないことや失敗することもたくさんありますが、等身大の自分自身を認めることによって、心が安定して幸福度も高まっていきます。では、実際にマインドフルネスのポイントを見ていきましょう。

マインドフルネスの二つのポイント

マインドフルネスを行う際のポイントですが、「いまを感じること」「評価しないこと」の2点が重要になります。まず、**「いまを感じること」とは、いまこの瞬間に注意を向**

けて、ありのままを観察し続けることです。その際は、何か一つ対象を定めて観察してみましょう。すると、徐々に頭の中が静かになり、心が落ち着くのが実感できるようになります。

また、**「評価しないこと」とは、自分の感情を自分で判断しないことを指します。**マインドフルネスに取り組んでいる最中には、どんなに嫌な考えが頭に浮かんできても、それを評価せずに、いま考えていることや感じていることを素直に感じ取ることが大切になります。つまり、それこそがまさにいまあなたの身に起きている現実であり、体験していることなのです。たとえ、「今日の晩御飯はなんだろう」という雑念が混ざってきたとしても、無理に落ち着かせようと焦ったり、このままではダメだと考えを振り払ったりする必要もありません。雑念のあるいまの自分を受け入れましょう。不快なものをなくそうとすればするほど、結局その感覚が強くなってしまうだけだということを覚えておいてください。

なお、**マインドフルネスをする際は、いま感じている感覚だけを受け取り、その感覚からイメージを生み出さないように注意してください。**私たちの生活の中には、毎日たくさんの刺激があり、それに対して心が反応してしまうことがあります。すると、自動的に感情が湧いてしまい、その感情に従って行動してしまうのです。たとえば、後輩に仕事を何度も指示したのにまったくその通りにやってくれなかった時、あなたはイライラして怒鳴りそうになってしまうのではないでしょうか。

マインドフルネスでは、このような反射的に行動してしまう感情のパターンに自分で気づくことが大切になります。また、いまあるネガティブな感情に気づいて、すぐに反応しないような心の余白をつくることもとても重要なことです。たとえば、本音では「与えられた仕事をやりたくない」という気持ちを持っていたとしましょう。しかし、いまの気持ちを完全に無視して、まるで何事もなかったかのように笑顔ですぐに「やります」と答えるのと、いまは嫌な気持ちがあることを素直に受け入れたうえで、〝ここは演じたほうがいいな〟と自分で判断して、笑顔で「やります」と答えるのとでは、実はストレスの度合いはまったく変わってしまうのです。

マインドフルネスの手順

マインドフルネスにはたくさんの種類がありますが、もっとも手軽にできるのは、**「呼吸のリズムに合わせてお腹が動く感覚に注意を向ける方法」です。**姿勢は、寝転んでいても座っていてもOK。あなたが楽だと感じる姿勢で構いません。この時、呼吸によってお腹が膨らむ感覚を基本にしますが、最初のうちはお腹に手を当てるとよりその動きに集中しやすくなります。

そして、呼吸によってお腹が動く様子に「いま膨らんでいる」「いま凹んでいる」といったように、意識を向けてみましょう。もし、お腹の動きに集中するのが難しい場合は、呼吸の際に「鼻に空気が通る感覚を観察する方法」をやってみても問題ありません。これは息を吸う時に「いま鼻に空気が入ってきている」「いま鼻から空気が出ていっている」といった具合で意識を向ける方法です。もちろん、無理に呼吸を整えたり、操作したりする必要はありません。息は浅くても速くてもよいので、楽な姿勢で呼吸を続け

呼吸のリズムに合わせて
お腹が動く感覚に注意を向ける

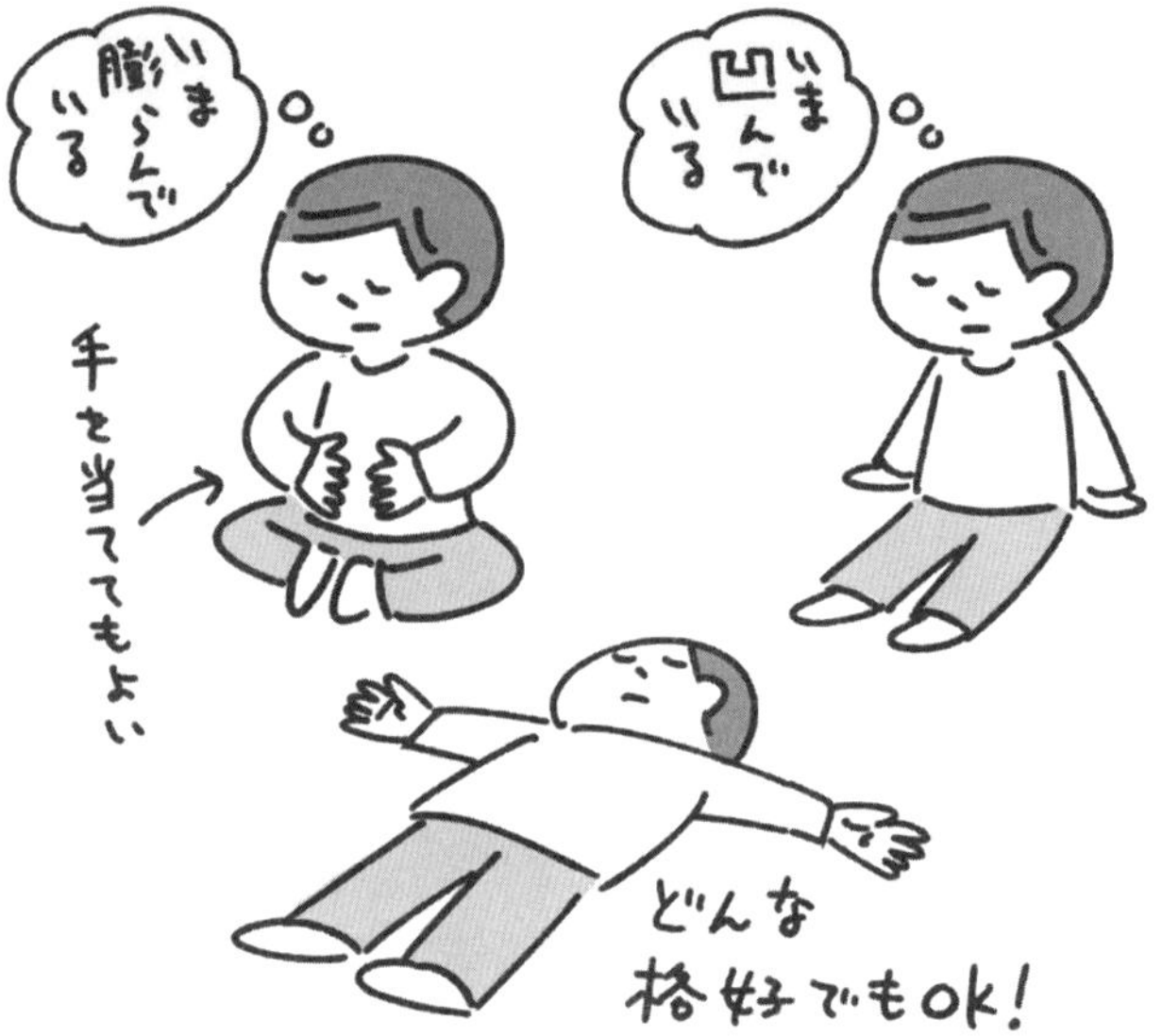

鼻に空気が通る感覚を観察する
方法でもOK

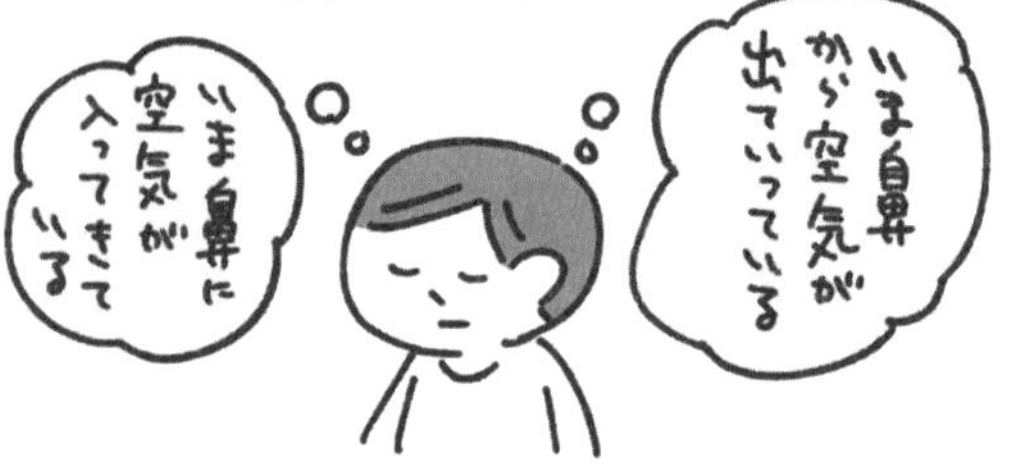

てみてください。
これが、マインドフルネスを続ける際の基本的なステップとなります。とはいえ、実践中に外の車の音が気になったり、来週の予定が気になって集中が切れたりすることもあるでしょう。その際は「ダメだ、ダメだ」と評価するのではなく、「あぁ、いまは集中ができていなかったな」とそのままの自分を受け入れてみましょう。そして、仕切り直して、再びお腹の動きや鼻に空気が通ることに集中すれば問題ありません。

最初のうちは、1分やってみるだけでも大丈夫です。長く続けることを目指すよりも、毎日コツコツと続けることを大切にしてください。続けていくうちに、自分自身の中で何かが変わっていくことを感じるはずです。たとえば、ストレスやネガティブな感情でいっぱいになりそうな時にも、自分の中で「あぁ、いまはこのような感覚なんだな」と第三者的な目線で俯瞰できるようになります。すると、自分の中に生じた気持ちにすぐに反応しなくなっていることを実感できるでしょう。これこそが、マインドフルネスがもたらす効果なのです。では、マインドフルネスが感情労働にどう役立つかについて具体的に見てみましょう。

ケーススタディ5
保育士のＩさん

Ｉさんは、保育士という仕事特有の感情のコントロールによって心が折れそうになっており、毎日ストレスと戦い、イライラすることが多いのも自覚していました。そうした中で、**ＴＶで流れる保育士の園児への虐待のニュースも「明日は我が身ではないか……」と思い、怖くなっていたのです。**そのような最悪の事態を招かないためにも、ただひたすらストレスに耐えて、子供たちの前で明るく元気な態度を示さなければいけないという思いが強くなっていました。そこで、この課題をどうにかしなくてはならないと思ったＩさんは、マインドフルネスを日課に取り入れることにしました。

まずＩさんは毎朝、目覚めてから3分のマインドフルネスを行うことから始めました。

ベッドで寝転びながら、自分のお腹に手を当てて、その動きに集中するようにしてみました。途中で「仕事に行きたくないなぁ」という考えがよぎっても、その思考自体をコントロールしたり、評価したりすることなく、「いまはそんな風に思っているんだなぁ」

と自分を深追いすることはしませんでした。このプロセスを続けていくうちに、自分がどのような気持ちになってもOKなんだという自己肯定感を養っていくことにもつながりました。

これまでは仕事が始まっても、子供の急な癇癪《かんしゃく》への対応が必要だったり、予定通りに物事が進まなかったりするようなストレスの多い状況に何度も遭遇して、イライラしていました。そのような時には短時間でも椅子に座りながら、鼻から出し入れする空気の動きに集中して、マインドフルネスを取り入れるようにしました。すると、無理に自分の中のネガティブな感情を押さえつけなくなったのです。ストレスや動揺があることをあるがままに受け入れながら、沸き起こる感情にすぐに反応して怒鳴るなどの行動をとることなく、感情をコントロールすることができるようになっていきました。

さらに一日の仕事が終わると、Iさんは仕事中に行ったマインドフルネスの時間を振り返ってみることもしました。瞬間ごとに、自分がどう感じて、どう反応していたのかを思い返してみることで、自分がどのような時にカッとなりやすいかを把握することができるようになりました。すると、同じような場面に遭遇しそうな時にも、先回りして心の準備ができるようになったり、「前も乗り越えられたから大丈夫」と自分に言い聞かせて、不安を軽減したりすることができるようになったのです。Aさんは、このようなマインドフルネスの実践を通して、感情労働の精神的な疲労をグッと減らすことができました。仕事でストレスを感じることが少なくなり、自分の感情をコントロールする力が高まっていることに対しても自信が持てるようになったのです。

あなたがIさんのような保育士でなくても、感情労働に苦慮しているようであれば、マインドフルネスはとても効果的なツールになります。ぜひ取り入れてみてください。毎日少しずつでも取り組んでいると、仕事にもポジティブな変化をもたらし、仕事の満足度や人生の幸福度を高めることができるようになるはずです。

5
セルフコンパッション

人間は自分の気持ちを無意識に別の気持ちにすり替えたり、無理に抑え込んだりしてしまうことがよくあります。たとえば、あなたも上司から怒られた時に「悲しいけど、悲しくない」と不思議な感情を感じたことがあるのではないでしょうか。前項では、マインドフルネスによって、自分の素直な感情を評価することなく、客観的にありのまま受け止め、過去と未来のネガティブな感情に振り回されない心の余白のつくり方について紹介しました。とはいえ、**他人から怒られた時に自分の気持ちを素直に受け止めただけならば、心は傷ついたままになってしまいます。**

たとえば、誰かが「とてもつらいことだよね」「あの人はいつも嫌な態度をとってくるよね」と、あなたの気持ちに共感して、思いやりのある言葉を掛けてくれれば、スッと心は救われます。しかしながら、そのような相手が都合よく見つかるとは限りません。だからこそ、そのような思いやりをあなたの中で育てていくことができれば、傷ついた心をしなやかに回復させることができるようになります。それこそが本項で紹介する「セルフコンパッション」というスキルになります。これを実践すると、人間関係の問題や自己批判、不安といったあなたの抱えるつらさを和らげてくれるはずです。

　セルフコンパッションとは「自分への思いやり」と訳されることが多いですが、その言葉の通り、「自分を思いやる行動」のことを指します。**思いやりといえば、他人に向けられる感情のように思われますが、それを自分自身に向けることこそが、セルフコンパッションの肝となります。**残念ながら、人間は生きていれば理不尽なことに遭遇したり、不意に誰かから傷つけられたりすることもあります。それどころか、「何をやってもダメだ」といったように自信までもが奪われてしまったり、「自分なんて何も価値がない」と自分で自分を傷つけるような思考がグルグルと巡ってしまったりすることすらあります。

　しかし、セルフコンパッションを高めていけば、そのような等身大のいまの自分に罪悪感を持たず、たとえ何が起きようとも、自分はかけがえのない大切な存在だと温かく受け入れられるようになります。つまり、誰かより優れているからよいということではなく、自分という人間が存在するだけで価値があると認識できるようになるのです。

これはマインドフルネスと同様、繰り返しトレーニングをすることで、高めていくことができるスキルです。とはいえ、慣れないうちは自分で自分を思いやることは、なかなか難しいものです。そこで、一つの方法として、**目の前で自分にとって大切な人が自分と同じような悩みや苦しみを抱えていると想定しましょう。**あなたなら、その人に向けてどのような声を掛けるでしょうか。

たとえば、「あんなことをされたらつらい気持ちになるよね。でも、一人じゃないよ。必要な時は話を聞くからいつでも声を掛けてね」「人間だからこそ、何もかもがうまくいかないと感じる時もあるよね。でも、それがあなた自身の価値ではないから心配しないでね」などといった優しい言葉が思い浮かぶのではないでしょうか。この時、心の中で思うだけではなく、実際に相手に伝えるように声に出していってみることが大切です。その声が自分に跳ね返ってくることによって、自分のつらさを理解してもらえているという温かい気持ちになることができるのです。では、セルフコンパッションを高めることが、どのように感情労働に対してプラスに働くのでしょうか。

ケーススタディ6　介護施設で働くJさん

認知症の利用者さんがいる介護施設で働くJさんのケースを考えてみましょう。彼女の仕事は、利用者さんから理不尽に怒られることも少なくありませんが、それでも共感的な態度が求められます。Jさんは「利用者さんは病気なのだから仕方ない」と自分に言い聞かせて、何とか平穏な心をキープするために、怒りや悲しみの感情を抑え込んできました。しかし、感情のコントロールを絶え間なく要求されることによって、精神的な疲労もかなり感じるようになっていったのです。

そこで、**Jさんは自分の感情を抑え込んだり、なかったことにしたりするのではなく、素直に向き合おうと努めました。**それにはマインドフルネスの実践が有効です。利用者さんに理不尽に激怒されて緊張感が高まっている時や親しい利用者さんが亡くなって激しく落ち込んでいる時も、鼻に空気が通る感覚に意識を向けるようにしました。すると、いま感じているありのままのネガティブな気持ちを素直に認めて受け入れることができるようになったのです。

そのうえで、Ｊさんは利用者さんの言葉や行動によって傷ついた自分自身に対し、思いやりの言葉を掛けることにしました。その際には「もし、大切な友人が自分の祖母を亡くして苦しんでいるとしたら、どのような声を掛けるか」という場面を想像しました。たとえば、「無理に我慢しなくていいし、安心して気持ちを吐き出してね。少なくとも自分ができることがあったのではないかと責める必要はないからね」「大切な人と過ごした時間は何物にも代えられないよね。悲しくなるのは自然なことだから、無理に抑え込まずにゆっくりと時間をかけて向き合ってほしいな」などの言葉が浮かんできました。このように考えてみるだけでも、自分のつらさに共感してもらえた気持ちになって、深い安心感が広がっていき、心の傷が癒されていったのです。さらに、Ｊさんは積極的にセルフケアも実践するようにしました。日記を書いたり、音楽を聞いたりするような時間を積極的に設けて、自分が心地よいと感じる時間をつくるようにしたのです。それか

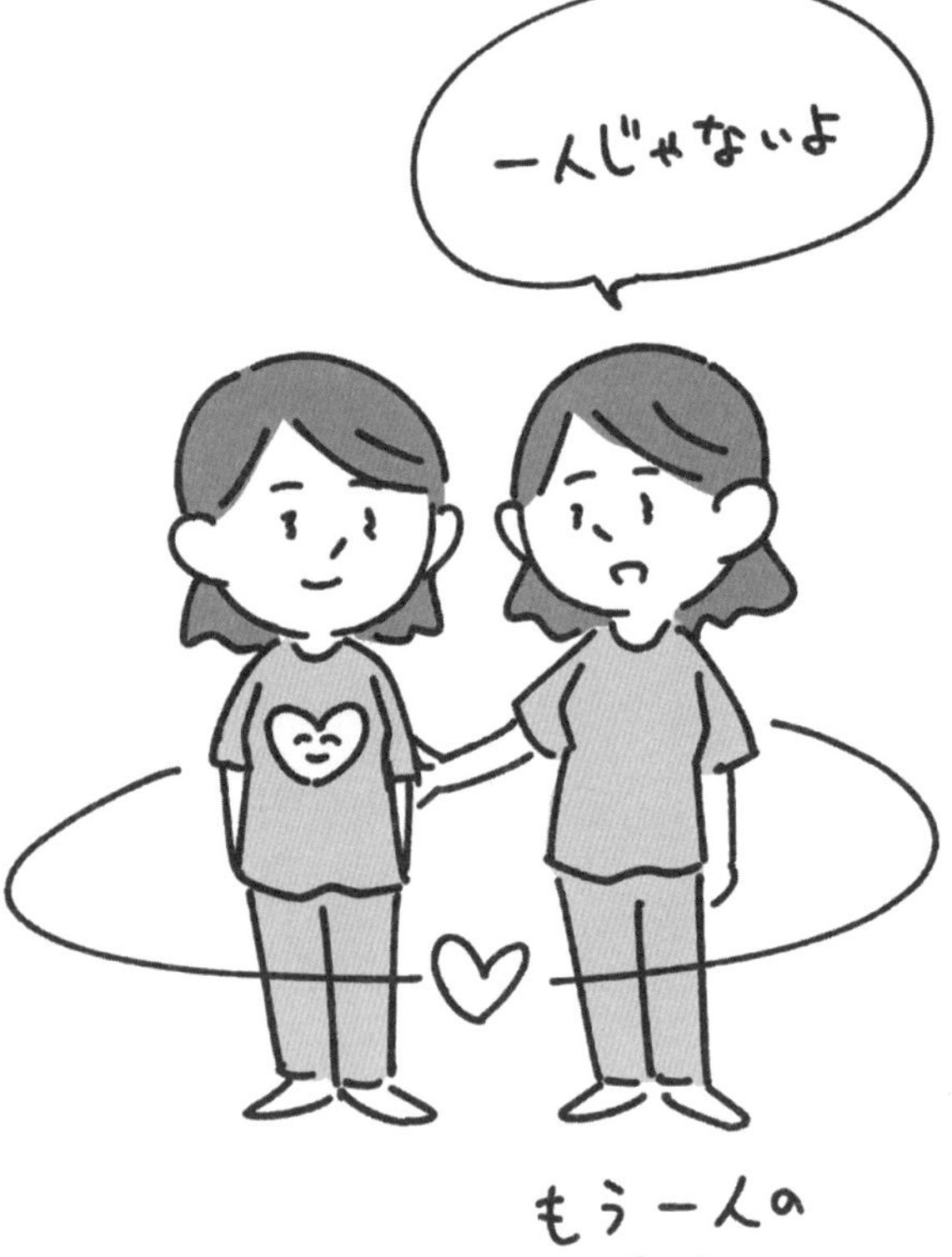
一人じゃないよ
もう一人の
自分

らは、仕事でネガティブに感じることに遭遇しても、その気持ちを引きずる時間が短くなりました。そして、上手に気持ちを切り替えて仕事に取り組むことができるようになっていったのです。

もちろん、こうした場合の**セルフケアの方法には決まりはありません。あなた自身がリフレッシュできる趣味やストレスを発散できる活動を取り入れるようにしてください。**もし、いますぐにその方法が見つからない時は、いつもより1時間だけ睡眠を長くとるようにしてみましょう。睡眠は心身を同時に労わることができる自分にとって思いやりのある行動なのでおすすめです。

セルフコンパッションに不可欠なのは、自分を許してあげる気持ちです。誰でも、働いていれば、常に最高のパフォーマンスを発揮したいと思うでしょうが、それはなかなか難しいことです。職場では自分の思い通りに行かないことは頻繁に起こります。そのような時も自分を責めずに「誰にでもミスはあるし、調子が出ない日があるのは当たり前」と自分に温かい言葉を掛けてあげてください。セルフコンパッションを継続的に高めていけば、自分の感情のよし悪しを判断することなく、素直に受け入れられるようになります。また、自分自身に対しても優しさを持って接することができるようになるので、感情労働の負担を大幅に軽減して、仕事全体の満足度も高めることができるようになります。ここまで感情労働に役立つ感情整理術を紹介しましたが、これらのテクニックを用いてもメンタルに不調をきたしてしまうことがあります。そこで、次章では症状別の対応方法をケーススタディとともに解説したいと思います。

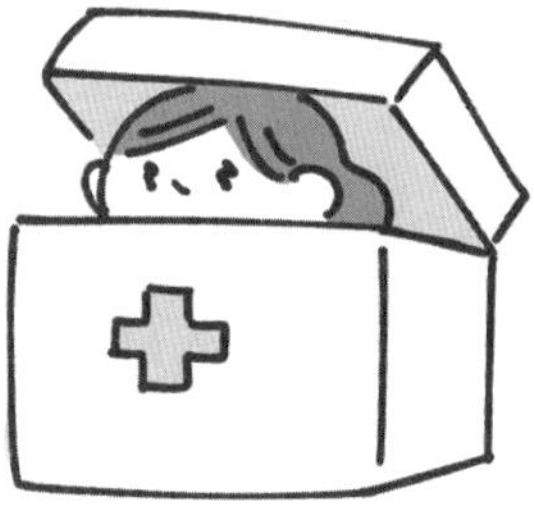

第5章

感情労働のおてあて

1

睡眠障害のおてあて

睡眠障害とは？

感情労働によって、心をすり減らしていくと、いつの間にか睡眠に悪い影響が出てきます。**「よい睡眠がとれない」という状況を医学的には、「睡眠障害」といいます**が、これには四つのパターンがあります。

一つ目は**「入眠困難」**です。世間的に不眠症といえば、このイメージになるかもしれません。これは寝ようと思って布団に入ったものの、まったく寝つける様子がなく、そのままの状態が30分以上続くことをいいます。目をつぶったり、寝相を変えたりと努力をしてみるものの、頭の中で今日の仕事の反省や明日の不安がグルグル巡り、寝つけなくなるのです。

二つ目は**「中途覚醒」**になります。これは夜中に何回も目を覚ます状態のことです。よい睡眠がとれている時は副交感神経が優位になって、身体がリラックスした状態になっています。しかし、ストレスや心配事でネガティブな感情が渦巻いている時は、寝ようとしても交感神経が活発になったままで、精神的な緊張状態が続いてしまいます。その結果、何とか寝つけても、浅い睡眠が続いて、何度も目が覚めてしまうのです。

三つ目は**「早朝覚醒」**です。これは自分が希望する時間よりも2時間以上も早く目が覚めてしまい、その後眠れなくなる状態です。また寝たいと思うものの、寝られないというジレンマが精神的な焦りを生み出します。実際の睡眠時間も短くなるので、日中はひどい疲れを感じるようになります。

四つ目は**「熟眠困難」**になります。これは最低限の睡眠時間はとれていても、朝起きた時に「よく寝られたなぁ」という感覚がまったくなく、ずっと気だるい状態が続くことです。そのため、朝に目が覚めても、パッと布団から出られなくなってしまうのです。

もちろん、これらの睡眠障害を改善するためには、心療内科で睡眠薬などを処方してもらうのも一つの方法です。しかし、その前に試したいいくつかの工夫があります。本項では睡眠障害に効果的な睡眠習慣を紹介します。

眠くなってからベッドに入る習慣

一つ目は**眠くなってからベッドに入る習慣をつくる**ということです。たとえば、あなたには、23時になったら寝るというおおよその就寝時間があるかもしれません。でも、仕事で嫌なことがあれば、いつもの時間に寝られないこともあるでしょう。

そこで、布団に入ってから30分が経過しても、まったく眠れる様子がないなら、一度布団から出てしまいましょう。寝られないのにずっと布団にいると、「今日は寝られるかどうか……」と、思いを巡らす恐怖の場所に変わっていってしまいます。このような時は、**睡眠時間に拘りを持たずに、睡眠効率を意識してください。**これは、布団の中にいる時間のうち、どれだけ睡眠時間をとれたかの割合を意味します。ちなみに、睡眠効率は85％以上を目指すようにしましょう。たとえば、布団にいる時間が8時間なのに、結局5時間しか寝られていないなら、睡眠効率は約63％となります。「布団＝寝られる場所」という意識を強化していきましょう。

また、**寝られそうにない時は、気持ちが落ち着くような行動をとるのも得策です。**ホットミルクを飲んで落ち着く方法などもよいですが、いつか読もうと思って積読してある本を読んでみるのもお勧めです。積読するくらいの本ですから、そこまで関心がないわけでもなく、かなり興味があるわけでもないので、ちょうどよい退屈具合だったりします。人間は退屈という苦痛を感じると、それを和らげる防衛本能としてβエンドロフィンという鎮静作用物質が分泌され、眠気が生じます。そうして眠くなってきたら、布団に入ってみてください。

漸進的筋弛緩法

二つ目は**漸進的筋弛緩法《ぜんしんてききんしかんほう》**です。これは、身体の一連の筋肉に緊張と弛緩をもたらすことで、身体の緊張をほぐして、精神的にリラックスすることを目指す方法です。その手順は以下のようなものです。

最初の準備として寝室などの落ち着いた環境で、横になったり、座ったりといった楽な姿勢をとってみてください。その時、身体はダラーっと力を抜いた状態で目を閉じて、ゆっくりと深呼吸を行います。そして、全身の筋肉が緩んでいることを感じるまでこの状態を保ちます。

次は筋肉を緊張させるフェーズです。**身体の一つの筋肉に焦点を合わせて、その筋肉を5秒だけ、最大限にグッと力を入れて緊張させます。**たとえば、手を握りしめる、腕を曲げる、足首を伸ばすなどの動作があります。筋肉に力を入れる時は、息を吸って、力を抜く時には息を吐くという一連の流れを意識します。5秒経過したら、緊張させていた筋肉の力をパッと抜き、その筋肉の緊張がジワーと緩んでいる状態を15秒かけて実感するようにしてください。あとはこの繰り返しです。

手、腕、肩、顔、首、胸、背中、腹部、腰、足、そして、足の指まで、一つずつ順番に全身の筋肉に対してこの方法を繰り返していきます。全身の筋肉で一連の動作が終了

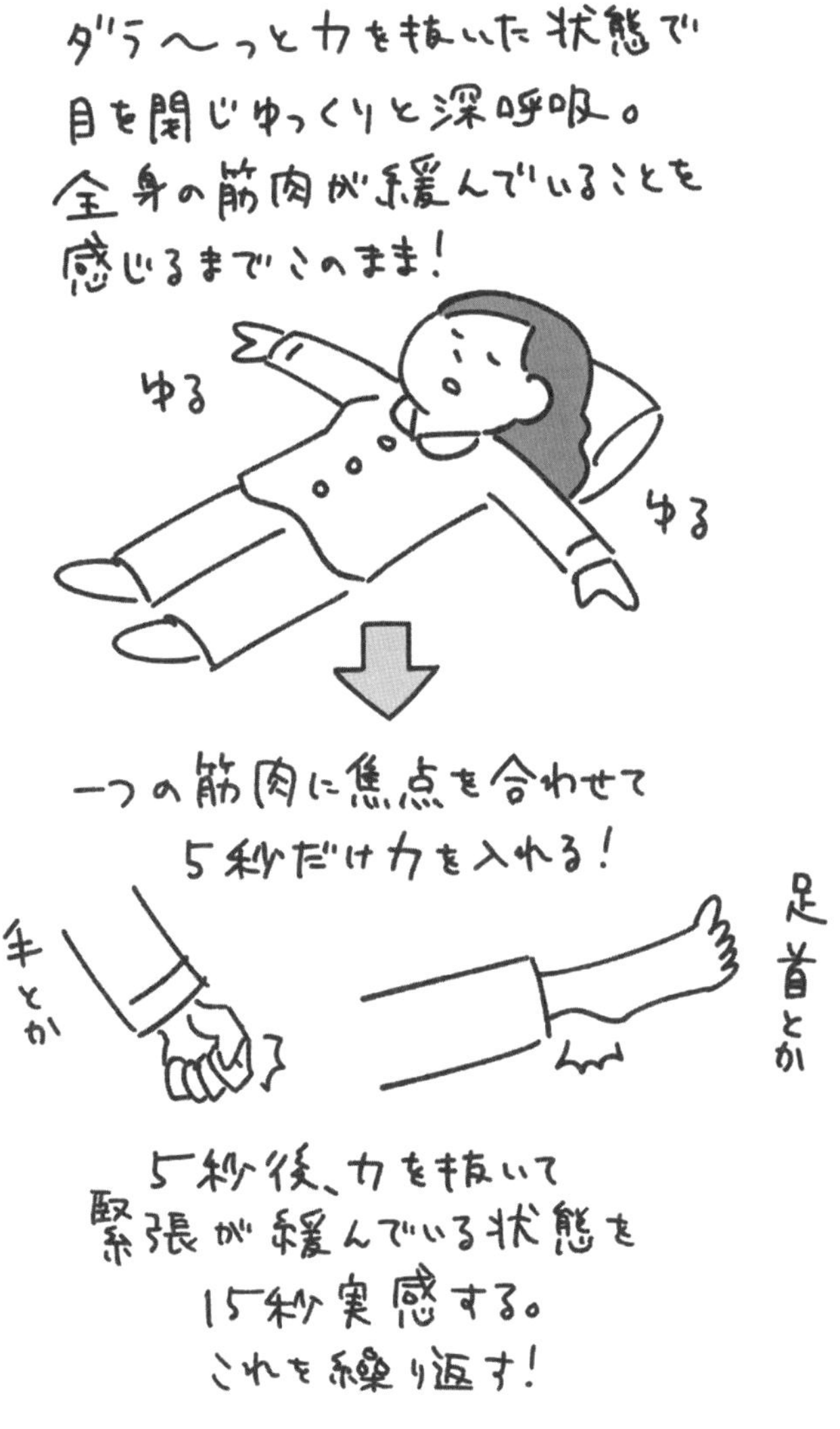
ダラ〜っと力を抜いた状態で
目を閉じゆっくりと深呼吸。
全身の筋肉が緩んでいることを
感じるまでこのまま！
ゆる
ゆる
一つの筋肉に焦点を合わせて
5秒だけ力を入れる！
手とか
足首とか
5秒後、力を抜いて
緊張が緩んでいる状態を
15秒実感する。
これを繰り返す！

したら、深呼吸を続けて、全身がリラックスした状態にあることを感じ取ります。この手法は、心身の緊張やストレスを和らげ、心地よい眠りへと導く効果があるのでお勧めです。

ケーススタディ1　睡眠障害の銀行員のKさん

では、ここからは、感情労働において睡眠障害をきたしたKさんの例を紹介します。

銀行の窓口係であるKさんは、どんなお客さんに対しても、自分の感情を抑えて常に笑顔で愛想のよい対応をすることを要求されています。感情労働のストレスで、最近は徐々に睡眠障害を自覚するようになっていました。**寝ようと思って布団に入るものの、何度も寝返りを打っては明日の仕事のことを反芻して、なかなか寝つけない状況が続きました。**睡眠不足も重なり、仕事上での集中力や全体的な気分に影響が及び始めていました。

こうして睡眠の問題を認識したKさんは、まずは就寝時間を意識し過ぎないで、眠たくなってから布団に入るように習慣を変えました。すると、いままでは布団に入っても「今日も寝られないかも……」と不安になっていましたが、その不安と向き合わなくてよくなりました。そして、夜に少しでも自然な睡魔が来るように、就寝予定時間の1時間前にはお風呂から上がり、そこからはできるだけボーっと何もせずに、リラックスするように心掛けました。

特に、この時間帯には、PCやスマートフォンにも触らないように注意しました。寝る前にこれらに触ってしまうと、仕事や将来のことが心配になっていろいろなWebサイトを検索して止まらなくなっていました。これが原因で、脳が興奮状態になって自然な睡魔がやってこなくなっていたのです。

このようにして、Kさんの睡眠に対する恐怖心は徐々に改善していきました。とはいえ、まだ夜中に何度も目が覚めてしまうことがありました。そこで、カフェインを摂取すると、血中濃度が半分になるのに6時間くらいかかることを知り、夕方以降はコーヒーを飲まないようにしました。さらに、寝る前にはリラックスできるように漸進的筋弛緩法も取り入れたところ、朝の目覚ましの設定時間までぐっすり眠れるようになりました。

Kさんのケースを見ても、感情労働による精神的なプレッシャーがどれほど睡眠に影響を与えるのかは明らかです。しかし、**睡眠障害は、さまざまな工夫や習慣を取り入れることによってコントロールできる部分もあります。**病院に行く前に自分でできることにトライしてみてください。実際に診察していると「よい睡眠がとれない」ことが慢性化している人がいますが、仕事だけでなく、一般的な生活にもやはりよい影響はありません。睡眠障害を軽視せずに、心と身体の健康のためにも積極的に向き合うようにしてください。

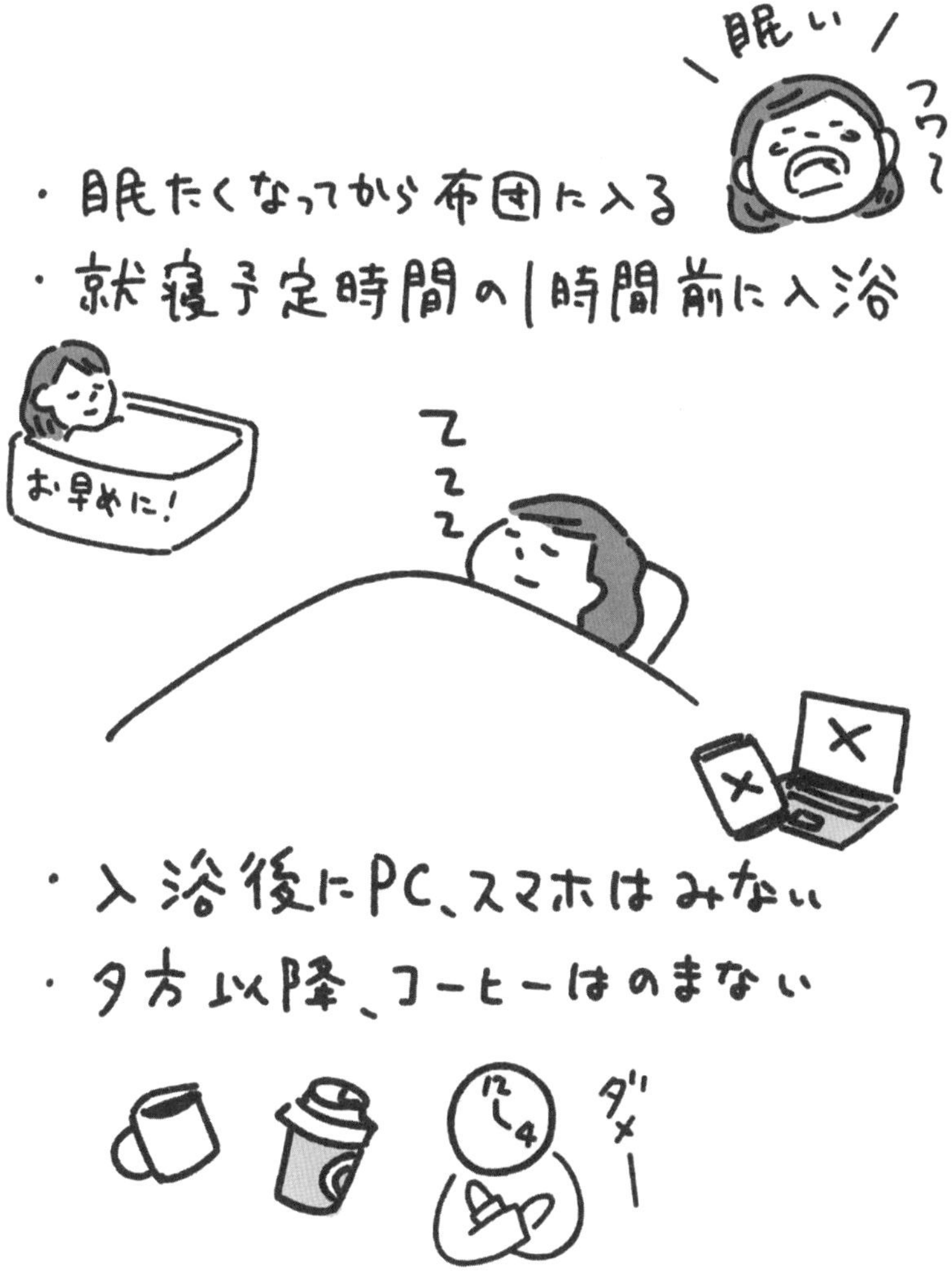
眠い
ファ〜
・眠たくなってから布団に入る
・就寝予定時間の1時間前に入浴
お早めに!
Z
Z
Z
・入浴後にPC、スマホはみない
・夕方以降、コーヒーはのまない
12
4
ダメー

2 バーンアウトのおてあて

バーンアウトとは？

バーンアウトとは、日本語では「燃え尽き症候群」と訳されることが多いですが、1974年のフロイデンバーガーによる論文で初めて取り上げられた古くからある概念です。しかし、このバーンアウトは、まだまだ単なる疲れと誤解されたり、うつ病と混同されたりすることもあります。ちなみに、**バーンアウトは、慢性的に心も身体も疲れ切った状態で、仕事に対して無関心になったり、仕事における自分の無能感にも悩まされたりします。**少し休息をとれば解消する一般的な疲労とは異なり、バーンアウトの場合はどれだけ休んでも、その状態が持続してしまいます。

特に、看護師やソーシャルワーカーをはじめとする医療現場で働く人は、サービスを提供する相手の気持ちを思いやり、時には自分の役割以上の問題にまで踏み込み、解決することも求められます。しかし、相手の立場を思いやって信頼関係を築くには、多大なエネルギーも必要とされます。感情労働という業務の特性上、特にこれらの職種ではバーンアウトへのリスクが一層高まります。また、自らの役割に誠実な人ほど、日々の感情のやりとりの中で疲弊して、仕事への意欲がなくなったり、うつ病と似たような「情緒的な消耗感」を抱えたりします。さらには、「脱人格化」や「個人的達成感の低下」という症状も起こってきます。

ちなみに、脱人格化とは、相手に対して情を持てず、非人間的な対応をしてしまうことを意味します。いままでしていたような、相手に合わせた対応ではなくなり、思いやりのないマニュアル通りの対応に変わってしまうような症状です。たとえば、お客さんを個人名で呼ばなくなったり、「取引先の人」といったようなラベルをつけて対応したりする行動はまさに脱人格化の典型例です。さらに、いままでは相手と積極的に顔を合わせていたのに、書類の作成などの事務的な仕事に取り組む時間を増やして、できるだけ接触を避けようとする傾向も脱人格化の表れです。

実はバーンアウトしてしまう人は、それまで相手に合わせた質の高いサービスを提供していた人が多いです。こうした人は仕事の達成感や相手の役に立っている感覚を得てそれを仕事の糧としていますが、バーンアウトに至ってしまうと、その感覚を失ってしまいます。そして、成果の急激な落ち込みなども相まって、強い自己否定にも結びついてしまうのです。

ちなみに、バーンアウトに至るプロセスには、環境要因と個人要因の両方が影響を及ぼし合っています。たとえば、労働量が多過ぎたり、役割が大き過ぎたり、業務の裁量が低かったりするといったことがストレス要因になります。したがって、バーンアウトの対策には、個人だけではなく職場環境の改善も必須です。感情労働をもたらす職場では、従業員がバーンアウトに至っていないか、常に注意する努力が求められます。

また、個人要因として、お客さんを大切にする真摯な人ほど、長期にわたってお客さんのペースに合わせて働いてしまう傾向があります。しかし、**バーンアウトを回避する**

ためには、従業員としての役割と個人的なアイデンティティを分けて考えることも大切になります。たとえば、就業時間が過ぎてからお客さんの問い合わせがあっても「明日の営業時間内に対応します」などと伝えて後回しにするといった姿勢も重要になります。もしも、口頭で伝えるのに抵抗があれば、メールの署名欄に対応可能時間を記載しておくのもお勧めの方法です。

ケーススタディ2　バーンアウトした営業職のLさん

相手への共感を示しながらもバーンアウトしないために自己を客観視することは大切です。お客さんの気持ちを汲み取ることは、あなた自身に余裕がなければ長く続けることはできません。ここからは、もし、バーンアウトに至った時にどのようなプロセスで回復するのか、営業職のLさんの例で見てみましょう。

優秀な営業職であるLさんは、長い間会社でトップの成績を収めてきました。彼の仕事は、お客さんのニーズに耳を傾け、懸念事項にはスピーディに対処して、自社の製品価値を説明し、高めることでした。Lさんは、クライアントがどのような態度であっても、常に明るく忍耐強く、笑顔を振りまき、自分の感情をコントロールしながら、相手に合わせていました。しかし、そのような働き方のストレスがゆっくりとLさんの心を蝕んでいたのです。

ある時から、Lさんは身体的にも精神的にもエネルギーを消耗し、休日にどれだけ休んでも回復しなくなりました。いままでは社交的で活発だったその精神的な輝きも失い始めていました。徐々にお客さんと距離をとるようになり、相手のニーズにも関心が持てず、マニュアル通りに接するだけで精一杯になっていました。お客さんから見ても、やりとりが機械的で人間的な温もりもまったく感じられなくなっていったのです。その結果として、営業成績も落ち込み、商談を成立させるのにも難渋し、自分の無能感や仕事での達成感の欠如に苦しんでいました。

Lさんはこの状態から回復するために、まずは**なぜこのような状態になってしまったのかについて根本的な問題を認識することから始めました。**すると、Lさんは過去に同じ職場でバーンアウトに至った同僚を近くで見ていたことを思い出しました。すると、いままでの自分の体調の変化が同僚と同じバーンアウトであることに気がつきました。同僚を見ていて早期に対処することの必要性も認識できていたので、一人で抱え込まずに上司に相談することにしました。その結果、**Lさんは物理的にも心理的にも、いまの職場環境から距離をとる**ことに決め、上司と相談して担当のお客さんの数を減らしてもらい、就業時間外の対応は一切しないように働き方を変えたのです。

このような職場の配慮もあって、Lさんは余力を残して生活するペースをつかみ、相手のペースに合わせることばかりを正義とする働き方の問題点にも気がつくことができました。自分のペースを崩さないために、お客さんと自分の境界線も強く意識しながら、自分のできることの限界を怖がらずに示すようにしていきました。さらに、平日の仕事終わりや休日には、積極的に仕事から離れる習慣もつくりました。いままで興味のあった映画やハイキングなどに出掛けたり、久しぶりに友人と会って話したりする予定も増やしました。すると、これらの行動がLさんの日常生活の一部となっていき、バーンアウトによる症状は大幅に緩和されました。そして、仕事のパフォーマンスも向上して、営業への情熱を完全に取り戻すことができたのです。

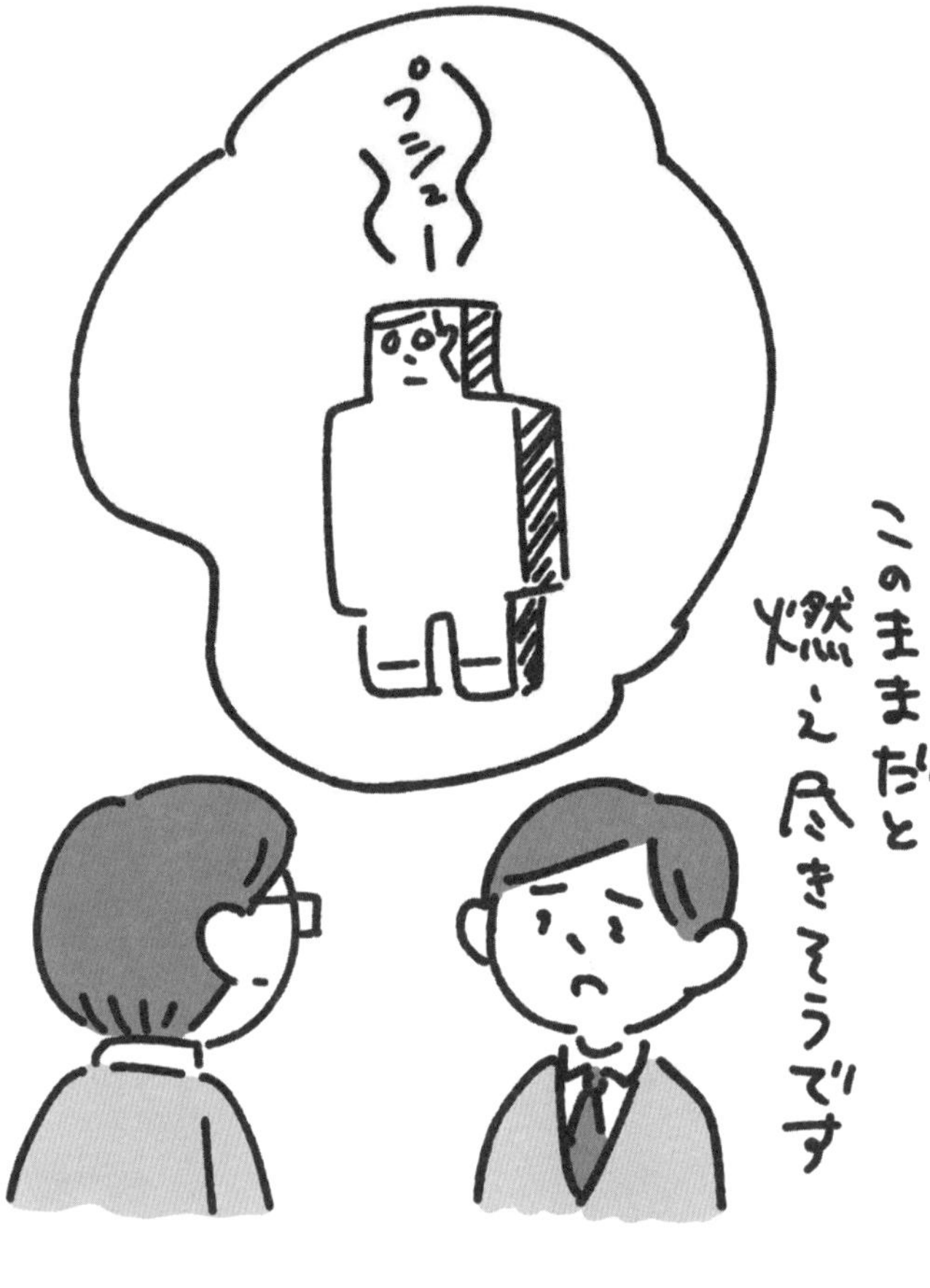
プシュー
このままだと燃え尽きそうです
それはいかん

ちなみに、感情労働によるバーンアウトは、急にやってくるものではありません。ストレスが蓄積することによってジワジワと心を蝕んでいきます。やりがいのある仕事をこなすことと、バーンアウトは表裏一体のように見えますが、仕事上のパフォーマンスに支障が出るだけではなく、人生全体の満足度や幸福度の低下にまでつながっていってしまうのです。しかし、バーンアウトは克服できない問題ではありません。**Lさんのように持続可能で健全なライフスタイルを築くことで、早期に自分の状態を認識して対処することが可能です。**その際には、個人として仕事とプライベートの境界線を積極的につくっていくだけではなく、会社に相談して、職場環境への配慮に協力してもらう必要があります。そうした工夫の数々が回復の手助けになり、より健康的で充実した人生を送ることにつながっていくのです。

3

パニック障害のおてあて

パニック障害とは？

「パニック障害」とは不安障害の一つです。この病気は予期せぬ大きな不安や恐怖に繰り返し襲われるのが特徴です。「パニック発作」「予期不安」「広場恐怖」の三つの症状があります。ちなみに、感情労働は、パニック障害の発症につながる可能性がありま
す。それというのも、感情労働は不安や恐怖などのネガティブな感情を抑えて、相手の前では何もなかったかのように相手が求める態度で振る舞うことを要求されるからです。
しかし、一度でもネガティブな感情を持った相手とたとえ短期間でも再度会わなくては

ならない可能性のある看護師などの職業では、仕事に行くこと自体に対しても恐怖が生まれてしまうことがあります。

まず、**パニック発作**とは、急にピークに達するほどの激しい恐怖や不安感に襲われて、激しい動悸や冷や汗、震え、過呼吸などの症状が出ることです。これらの発作は、特に引き金がなくても急に起こる可能性があります。そのため、患者さんは一旦発作が収まっても、次の発作がいつ起こるのか不安になってしまいます。

このような症状のことを**予期不安**といいます。特に、この恐怖は以前にパニック発作を起こしたことがある状況や場所が頭によぎると、さらに大きくなってしまいます。たとえば、過去に会社内のC会議室でパニック発作を起こした経験があれば、C会議室の前を通るだけでも怖くなったりするのです。

最後に**広場恐怖**とは、パニック発作を起こしそうな場所や状況を避けるようになる症状です。たとえば、過去に大勢の前でパニック発作が起きて倒れた経験があれば、その時の自分の無力感や恥ずかしさ、周囲に迷惑をかけたという罪悪感によって、人込みを避けるようになったり、家から出られなくなったりします。そのほかにも、エレベーター内でパニック発作を起こして、すぐに助けを呼べなかった経験があれば、エレベーターを使うのを避けるだけではなく、その時の経験の連想からすぐに降りられない特急列車や高速道路の利用なども避けるようになってしまいます。これによって行動にかなりの制限を受けるようになってしまうのです。

パニック障害の治療は、**病院で行う薬物療法と認知行動療法（p120）に、セルフケアを加えた3本柱**になっています。認知行動療法は、第4章でも説明したように心理療法の一種で、パニック障害にとても有効であることが証明されています。普段はあまり意識しませんが、人間には「思考する→感じる→行動する」といった行動の流れがあります。そこで、最初の思考という物事のとらえ方を変えることがスタートになります。

まずは、パニック障害の時に負のスパイラルになりやすい「出掛けた先で、大きな不安の波に襲われたらどうしよう」という思考パターンに焦点を合わせ、別の思考でとらえる方法を身につけてみましょう。たとえば、あなたは「エレベーターにたくさんの人が乗ってきて、パニック発作が起きたらどうしよう」と考えていたとします。そんな時は「もし、たくさんの人が乗ってきたら、一旦降りたらいい。そこから階段を利用しよう」というような対処法を考えてみてください。すると、心が楽になったのではないかと思います。このように物事のとらえ方を変えてみると、「不安が100から60に減った」というように自分の中で数値化することができるようになります。すると、次第に自分にとってどれくらい効果的な考え方なのかも客観的に分かるようになります。

また、セルフケアとして、ストレスが溜まらないような規則正しい生活リズムを整えたり、適度な運動をしたりすることも大切です。特に**深呼吸**（**p111**）**によるリラックス法は、過呼吸などのパニック発作を軽減するのにも役立ちます。**一般的な呼吸回数は1分に10〜12回ですが、過呼吸になりやすい人は普段から呼吸が浅くて速いです。ちなみに、誰かから急に話し掛けられた時、深く息を吸ってから息を止めたままで話を聞く癖のある人も、過呼吸の悪循環につながるので注意が必要です。自覚がある人は普段からゆっくりと大きな腹式呼吸を心掛けてください。ちなみに、お茶やコーヒーのカフェインは、パニック発作を引き起こす要因になるため、摂取の際は十分に注意しましょう。

ケーススタディ3　パニック障害の看護師のMさん

　ここからは、感情労働における精神的な負担がどのようにパニック障害を引き起こし、どのようなプロセスで回復に至るのかを看護師のMさんの例で見てみましょう。

　Mさんは働き始めて3年目の看護師です。ある時、外来の待ち時間が長いことを「早くしろ！　お前の案内スピードが遅い！」と、非常に興奮した患者さんから咎められてしまいました。厳しい言葉に内心焦りましたが、Mさんはプロとしての冷静さを保って、真摯に対応していました。しかし、**患者さんの怒りは収まることなく、過去にMさんが採血を失敗した話も引き合いに出し、人格を否定するような言葉で罵倒し始めたのです。**すると、Mさんは激しい動悸や過呼吸を感じて、その場に倒れ込んでしまいました。他のスタッフの助けによって事なきを得ましたが、それ以来、またこの患者さんに出会うことへの不安や恐怖が続きました。

　翌日も、Mさんは病院に向かう道中で「他の患者さんからも怒鳴られるかも……」と不安になりました。すると、動悸や過呼吸を伴う発作を経験し、その日の仕事を休むことになりました。しかし、どれだけ日数が経過しても、Mさんは「また、あの患者さんに遭遇するかもしれない……」という恐怖や「また発作が出るかもしれない……」という不安が大きくなるばかりで、いよいよ仕事に向かう電車にさえも乗れなくなってしまいました。

自分では対処しきれなくなったMさんは精神科を受診すると、パニック障害と診断されました。この病院では、薬物療法と並行して、認知行動療法もスタートすることになり、リフレーミングなども駆使して、Mさんの苦痛の感情や行動につながる思考パターンをとらえ直し、行動面も徐々に変化させていきました。

また、**段階的に達成できる課題を設定し、挑戦することも行いました。**たとえば、最初のうちは電車に乗らずに、空いている時のホームに行くだけにしてみます。そして、次はラッシュ時のホームに行ってみます。それができるようになったら、各駅停車の電車に乗ってみて、最後に急行電車に乗ってみるといった一連のステップを踏んでいきました。すると、いまの自分に達成できそうな課題を調整して何とか進めていくことがで

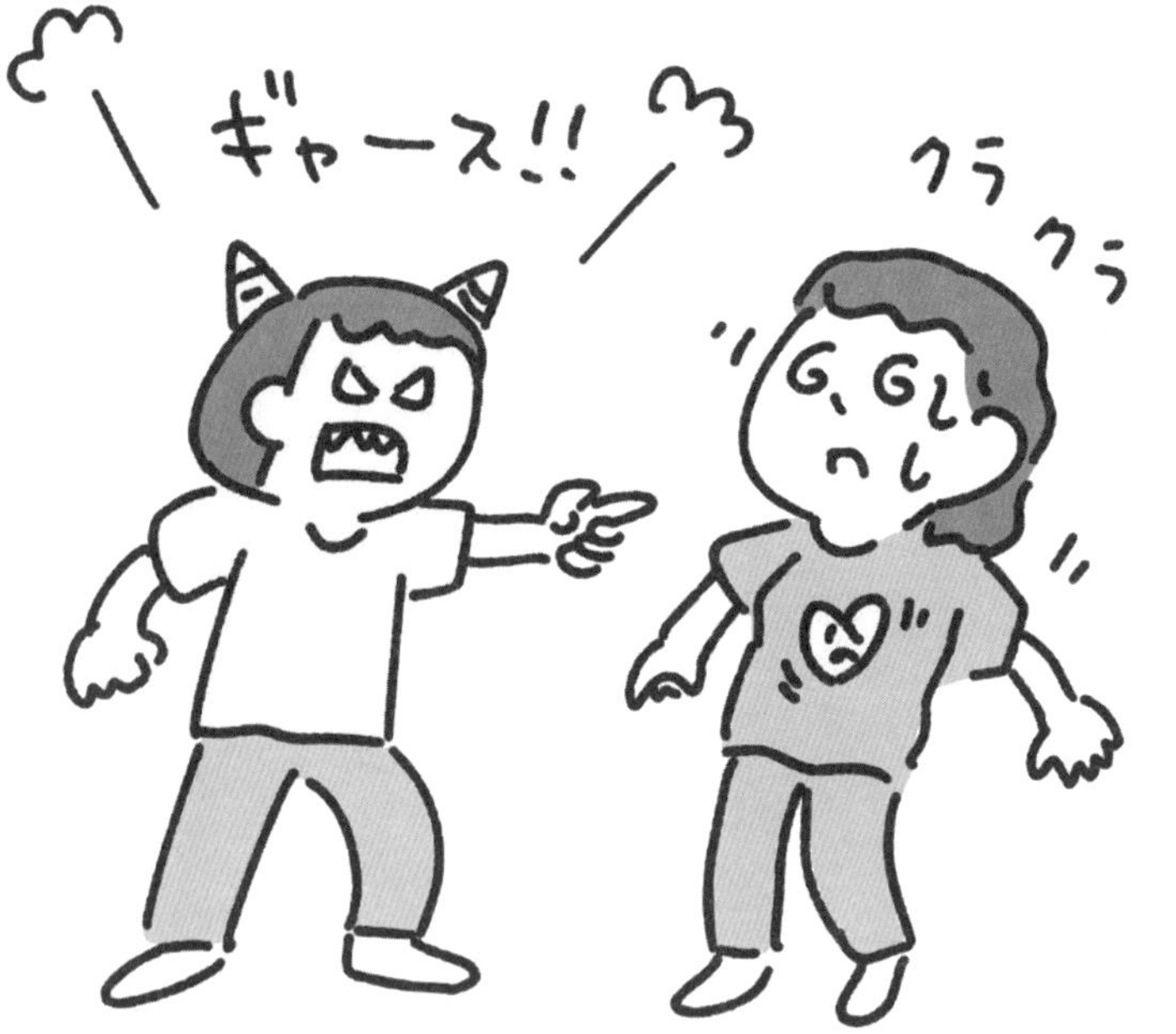
ギャース!!
クラクラ

きるようになりました。なお、この課題は、簡単過ぎず難し過ぎず、成功確率が70％くらいのものを設定するようにしました。

さらに、Mさんはパニック障害が軽減して職場復帰してからも、セルフケアの一環として、しばらく夜勤は行わずに規則正しい生活リズムを心掛けて過ごすようにしました。時には、患者さんを見掛けて「怒鳴られるかも……」という不安がよぎって、症状が出そうな時もありましたが、その時はマインドフルネスの呼吸法を実践して気持ちを落ち着かせ、不安を和らげることができました。

このように、感情労働はパニック障害につながる可能性があります。しかし、まだまだそのリスクに関しては知られていません。とはいえ、**もしパニック障害に至っても、正しい知識とサポートがあれば、しっかりとコントロールできる疾患なのです。**早期に自分自身に起きている問題を認識して、セルフケアを重ねて潜在的なリスクを軽減してみてください。すると、より健康的な働き方に大いに役立つでしょう。

4

適応障害のおてあて

適応障害とは？

適応障害は、仕事の役割や人間関係などの特定のストレスが原因となって、元気がなくなったり、不安や緊張感が強くなったりといった精神的な症状や、睡眠障害（p152）や食欲不振、頭痛などといった身体的な症状が出たりすることをいいます。また、人を避けるようになったり、遅刻や欠勤が増えたりするなど行動面にも症状が表れます。

このような症状があって、日常生活に弊害が出るようであれば、治療が必要になります。特に人と接する感情労働では、自分の感情と相手に期待されている感情との不一致によるストレスがつきものです。この感情の不調和が長期にわたると、当然ながらストレスが溜まっていきます。それはお客さんが相手の場面に限られるものではありません。会社の上司との付き合いでも、自分の本音を抑えて、組織の期待に沿った感情を示すことが求められる場面もあるでしょう。このような感情の抑圧は、あなたの中で葛藤を引き起こし、適応障害の原因であるストレスを増大させていきます。

　残念ながら、世間的には、この適応障害に苦しむ人に対して「職場の環境に適応できなかった心の弱い人」というレッテルが貼られることがあります。しかし、現実はもっと複雑で、多くの適応障害の患者さんが「環境に適応できなかった人」ではなく、**むしろ「無理して環境に適応し過ぎてしまった人」なのです。**つまり、適応障害という疾患は、過剰適応の果ての結果であるケースが圧倒的に多いのです。感情労働での過剰適応とは、まさに自分の感情コントロールのキャパを無視して、ストレス要因に真正面から向き合おうと過剰に努力することを指します。これは決して、環境に適応できなかったわけではなく、むしろ空気を読み過ぎて自分の性格や情緒的な能力にそぐわない役割や環境に合わせた結果ともいえ、自分の心のエネルギーが完全に切れてしまった状態なのです。

したがって、**適応障害でもっとも大切な治療は、ストレスの原因から離れることです。**それだけで、すぐに症状が改善していく人も珍しくありません。ただ、職場に原因がある場合は、働く部署や担当業務を変更することが必要なケースも多いため、職場の協力も必要になります。ちなみに、自分だけで配置転換の交渉が難しい場合は、産業医などを挟んで会社と話をしたほうがスムーズです。しかし、それでも簡単には原因から離れられずに、症状が慢性化してしまうこともあります。そのような場合には、対症療法として薬を使った治療を行うこともあります。

職場で配置転換をしても、いままで通り自分の気持ちにフタをして、相手の期待ばかりに応えてストレスの源と真正面から向き合うことになるのであれば、適応障害に至ってしまう可能性があります。そのため、自分の思考の癖や仕事との向き合い方を変えていくことも、長期的な意味での再発防止の治療となります。その方法として紹介したいのが、すぐに実践できる「断るスキル」です。**この場合の「断る」とは、何かを頼まれたりしても、自分のキャパと相談して無理そうならば断るということです。**これが苦手で、いろいろな負担を知らず知らずのうちに抱え込んでいる人は多いです。そこで、お勧めしたいのが断る時に即答しないということです。あなたは上司から仕事を頼まれた時、限界を感じていても「はい、大丈夫です」と即答していませんか？　こうした時は「一旦、スケジュールを確認してお伝えしますね」と、その場から離れてください。その後、ひと呼吸を置いてから、次に示す手順で断ってみましょう。対面で断るのが慣れないうちは、メールなどを使って断るのも悪くありません。具体的な方法としては、次の3ステップをテンプレートにして話していけば、誰でもできるので安心してください。

三つの断るステップ

ステップ1は**「引き受けられず、申し訳ない」という気持ちを伝える**ことです。「いまはできません」と伝えるだけでは、やはり雑な印象を与えてしまい、相手もよい気はしません。最初は相手の期待に応えられないことに対して「ご期待に沿えず申し訳ありません」と述べることにしましょう。この時に、相手との関係性を崩さないためにも、「本当は引き受けたいのですが」「いまの仕事と同時進行できればよかったのですが」と、「引き受けたいのだができない」という残念な気持ちを枕詞として加えると、よりよい印象を与えることができます。

ステップ2は、**断る理由となるいまの状況を素直に伝える**ことです。断る時は、やはり理由が必要です。ありのまま、いまは手いっぱいであることを伝えましょう。たとえば、「いまはAさんの案件に追われていて時間が取れないので、引き受けられないです」「今週締め切りの仕事が重なっていて、これ以上仕事を引き受けてしまうと間に合わなくなりそうなので」などといった理由が考えられます。ただ、このような正当な理由がなくても、自分を守るためにはウソも方便という考えも大切です。

たとえば、上司から週末の休日出勤をお願いされた時、「身体が疲れているので引き受けたくない」と思っていたなら、正直に伝えずに、「週末は友達の引っ越しの手伝いの約束があります」というように相手にも納得してもらえそうな理由を用意しておくのもお勧めです。どうしても具体的な理由が見つからない時は「その日は先約が入っています」と伝えるだけでも構いません。理由を述べないよりはよっぽどマシです。

ステップ3は**代案を提案する**ことです。断る時には最後に代案を提案しましょう。そもそも、「断る＝絶対やらない」ではありません。「今回は難しいですが、次の機会にはまた声を掛けてください」「いますぐは取り掛かれないですが、再来週から取り掛かれるのでいかがでしょうか」など、譲歩できる範囲で代案を提案してみます。最後にちょっとしたやる気を見せることで、やる気がない人だと思われることを回避したり、相手の失望感を和らげたりすることができるのでお勧めです。ここからは、感情労働において、どのように適応障害が引き起こされ、いかにして回復に至るのかをNさんの例で見てみましょう。

ケーススタディ4 適応障害のシステムエンジニアのNさん

Nさんは5年前にシステムエンジニアとしていまの会社に就職しました。ソフトウェアの開発分野での能力を認められて、すぐに昇進してチームリーダーとなりました。ただ、いままでのように黙々と自分のペースで開発業務をこなすだけではなく、リーダーとして、チーム内の人間関係の管理やお客さんとのコストや納期の交渉、質の高いサービスの継続など、多方面からの期待に応えなければならないという大きなプレッシャーに苦しむようになりました。**明らかに自分のキャパを超えていましたが、それでも与えられたチャンスを無駄にしたくないという思いで、自分の中のネガティブな気持ちをすべて抑え込んで仕事に必死に食らいつき続けました。**しかし、しばらくするとNさんは、常に何かに追われているような不安感や食欲不振、様々な物事に対する興味の喪失などに悩まされるようになりました。

さらに朝ベッドから起き上がってからも一日中ずっと倦怠感や頭痛などの症状を抱えていたので、精神科を受診することにしました。そこで、適応障害と診断され、主治医からも治療としてストレスの源から離れることが大切であると説明されました。そして、職場の産業医との面談にて、昇進後の新たな職務が重圧になっていることを伝えました。さらに、職場と相談のうえで、チームリーダーの役職を降り、矢面に立ってお客さんと接する仕事を外れ、以前のようにソフトウェアの開発に没頭できる業務に専念するようになりました。残念な結果でしたが、健康は何にも代えがたいという気持ちで受け入れることにしました。

この職場の配置転換によって、Nさんの症状は大幅に回復しました。自分の得意分野を活かせるので、次第に自信も取り戻していきました。さらに、**自分のキャパを考えて、無理そうなことには断りを入れることにしました。**自分の体調を崩さないことを一番の目標にして、仕事に対するモチベーションも取り戻していったのです。

感情労働は、お客さんとの関係性ばかりが注目されますが、社内からの期待などに苦しむことも珍しくありません。そのような意味でも、適応障害を防止するために組織が果たす役割はとても大きいです。特に職場環境の柔軟性は、適応障害のようなメンタルの不調と戦っている人にとって、かなり大きな影響を与えます。このような時、**会社が産業医と連携して、社員が自分の苦悩を一人で抱える時間をできるだけ短くすることが大切です。**早期に円満な解決策を見出せるようなサポート環境を確保することが、より健康で幸福な、ひいては生産性の高い労働力を確保することにつながるのです。

5

うつ病のおてあて

うつ病とは？

うつ病は、世間的にも心の病気という認識が広まっています。そうした背景もあり、元気が出なかったり、ひどく落ち込んだりするなどの症状のイメージだけを持っている人もいるでしょう。しかし、**うつ病は、単に悲しいとか、元気が出ないという精神的な症状だけではありません。多様な症状があり、それらが長期間続くのが特徴です。**

たしかに、勝手に涙が出るほど悲しくなったり、虚無感がずっと続いて落ち込んだり、イライラが止まらなかったり、自分の価値を感じられずに罪悪感でいっぱいになったりするというメンタルの症状もあります。その一方で、**身体的な症状もあり、食欲の変化や睡眠障害（p152）はその典型例です。**うつ病といえば、食欲が減るイメージがあるかもしれませんが、逆に過食になる人もいるので、精神科領域では、「食欲の変化」と表現します。さらに、朝から鉛のように身体が動かないほどの倦怠感や頭痛があったりもします。このような状態になると、仕事でも集中力や記憶力、決断力の低下を招いて、パフォーマンスが大きく下がります。気分転換をしようと思っても、いままで好きだったものにも興味が持てず、何とか現状を打破したいと思うものの、何もできずに焦りだけが募る状況が続くのです。

感情労働では、仮に理不尽に怒っているお客さんの前でも、冷静に反省しているかのような態度を保つことが必要な場面があります。本心とは関係なく、相手の期待する感情に合わせる機会も多いため、疲れるのはいうまでもありません。しかし、その葛藤や緊張から生じる苦痛によって、多大なストレスが生まれ、うつ病を引き起こすことがあるのです。本書では、感情労働によってバーンアウト（p162）や適応障害（p178）を引き起こす可能性を指摘してきましたが、**適応障害の治療中にストレスの源から早期に離れ**

ることができず、病状が進行してうつ病になるケースも珍しくありません。

うつ病治療の3本柱

うつ病の治療は、大まかにいえば、休養と薬物療法、カウンセリング（認知行動療法など）の3本柱になります。これらの三つの柱は独立したものではなく、互いに絡み合って効果が表れます。その中でも休養は簡単そうに見えますが、実際にはかなり難しく、かつとても重要な治療です。ちなみに、薬物療法やカウンセリングにどれだけ力を入れても、休養が十分にできていないと効果は発揮されません。なぜ、休養が難しいかというと、休んでいると自分だけが周りから置いていかれるような気持ちになったり、自分は単にサボっているだけではないかと不安になったりして、いても立ってもいられなくなり、焦るからです。

まずは休養の代表例として、しっかりとした睡眠が挙げられます。睡眠は、心も身体も同時に休めることができる貴重な休養です。睡眠障害（p152）の項目でも効果的な睡眠習慣を解説しましたが、それでもどうしても寝るのが難しい時は、睡眠薬を利用するのもよい方法です。また、休養をとることへの罪悪感が大きくて、苦しい時には、認知行動療法を利用して、思考のとらえ方を変えてみましょう。

具体的な方法として、「いまの出来事」→「ふと浮かんだ考え」→「あえて反論した考え」→「バランスのよい考え」の順番でノートに書き出してみます。そうしていく中で、少しでも自分を傷つけないような考えを見つけ、いまとるべき行動に納得感を持てるようにしていきます。たとえば、うつ病の症状が悪くて、休養が必要といういまの出来事に対して、「サボっていると思われるかも……」「周りに置いていかれるかも……」「このまま会社をクビになるかも……」といろいろなネガティブな考えが浮かんでくるでしょう。特に、人間は心に余裕がない時は、すごく偏った柔軟性のない悪い考えにとらわれて苦しんでしまいます。

そこで、次はあえて思いきり反論するような考えを記入してみてください。第4章で紹介したリフレーミングを利用するのもよいですが、さらに「過去」「現在」「未来」の三つの視点から考えてみると、もっと現実的な反論のポイントを見つけやすくなるはずです。たとえば、過去から見れば、「いままでもうつ病で休職した人が、復職してまた元気に働いているから大丈夫」であったり、現在の視点では「サボっていると指摘されたことはないから大丈夫」、未来の視点では、「将来的に見れば、もっと体調が悪くなるより早めに対応したほうがよい」と、いまの気持ちとは反対になる意見を出せるのです。

さらに、**極端なストーリーを考えるのもネガティブな考えへの反論を見つけやすくする方法です。**たとえば、「このままどんどん体調が悪くなると、命の危険が出る」と考えてみれば、早めに治療をしていこうと思うことができます。そのほかにも、セルフコンパッションを高める方法で紹介したように、もし、いまの状態が自分ではなく、あなたの大切な人の身に起きているのであれば、どのような声を掛けるかを考えて書き出してみてください。これだけでも、最初にふと浮かんだネガティブな気持ちに反論するものとしては十分な意見が見つかります。

しかし、これだけたくさんの反論が自分の中で集まっても、気持ちを100%切り替えられるわけではありません。ふと浮かんだ考えとそれに反論した考えをブレンドしてみて、「しっかり休養をとるのも悪くないかな」というように**自分なりに納得できるバ**

ランスの取れた考えを見つけ、適切な行動に移すことが目標です。

また、薬物療法では、抗うつ薬を使用する場合が多いです。薬の種類や用量はその人によって異なりますが、共通した注意事項があります。それは、少し症状が緩和したからといって、自己判断で薬を中止したり、減量したりしないことです。急に薬を止めると、「離脱反応」といって、症状を悪化させたり、再発リスクを高めたりすることにつながります。薬の調整については、主治医と相談しながら、慎重に行うことを忘れないでください。では、ここからは、感情労働において、どのようにうつ病が引き起こされ、回復に至るのかをコールセンターで働くOさんの例で見てみましょう。

ケーススタディ5　コールセンターで働くうつ病のOさん

Oさんはコールセンターの職員です。様々なお客さんからの電話に対応しますが、理不尽な理由で激怒したお客さんから連絡が来ることも珍しくありません。商品に関係なく、Oさんに対する不当な非難や人格否定する暴言があっても、ゆるぎない礼儀正しい応対が求められていました。すると、**Oさんは電話を掛けてきた人を大切な〝お客様〟として扱う強制的な感情のコントロールに心が削られていったのです。**

この状態が数ヵ月も続くと、どんどん元気がなくなって、朝ベッドから起き上がるのもつらくなりました。食欲も減退して1ヵ月で5kgもやせ、好きなYouTuberの動画が更新されても興味が出なくなりました。夜も「明日も仕事か……」と思うと、まったく寝つけません。無理をして職場に行っても「この電話に出たら、また罵声を浴びせられるかも……」と思うと、コール音に身震いするようになりました。それでも「みんな、同じ環境で仕事をやっているから」と自分に言い聞かせて、何とか平常心を保つようにしましたが、やはりうまくいかずに焦る気持ちばかりが大きくなっていきました。そうしているうちに、人前でも勝手に涙が溢れるような状態になり、家族や同僚から促されて、精神科を受診し、うつ病と診断されました。

すると、抗うつ薬などが処方され、薬物療法が開始となりました。そして、主治医からは休職という名の「心と身体の休養」が必要とも説明されました。最初の頃は、自分だけが休職するのは贅沢をしているような罪悪感を覚え、「このまま仕事を失ったらどうしよう?」「周りから弱い人間だと噂されているかも?」という不安でいっぱいで、休職に対し、かなり抵抗がありました。しかし、受診と同時に開始していたカウンセリングでの**認知行動療法を通して、自分を苦しめているネガティブな思考を特定することができました。**そして、時間をかけて反論を重ねながら、徐々に休職こそが必要であることを受け入れられるようになっていったのです。その後、うつ病治療の3本柱を進めていくことで、体調は3歩進んでは2歩下がるような穏やかなペースではありましたが、確実に改善していき、無事に職場復帰をすることができました。

感情労働は、あらゆるところに潜んでいますが、そのストレスはまだまだ過小評価されがちです。したがって、知らず知らずのうちにメンタルに重大な影響を及ぼします。だからこそ、上手に振る舞うことよりも等身大のあなたがやれる範囲のことを超えないように意識してください。無理してずっと戦い続けるよりも、早めに白旗を上げるほうが楽な時もたくさんあります。どんな仕事であっても、あなた自身の幸せを優先することを忘れないようにしてください。そのためには、早めに専門家に相談して、仕事から距離をとって休養することも大切になります。**助けを求めることは、決して弱さの表れではありません。あなたの強さの証なのです。**

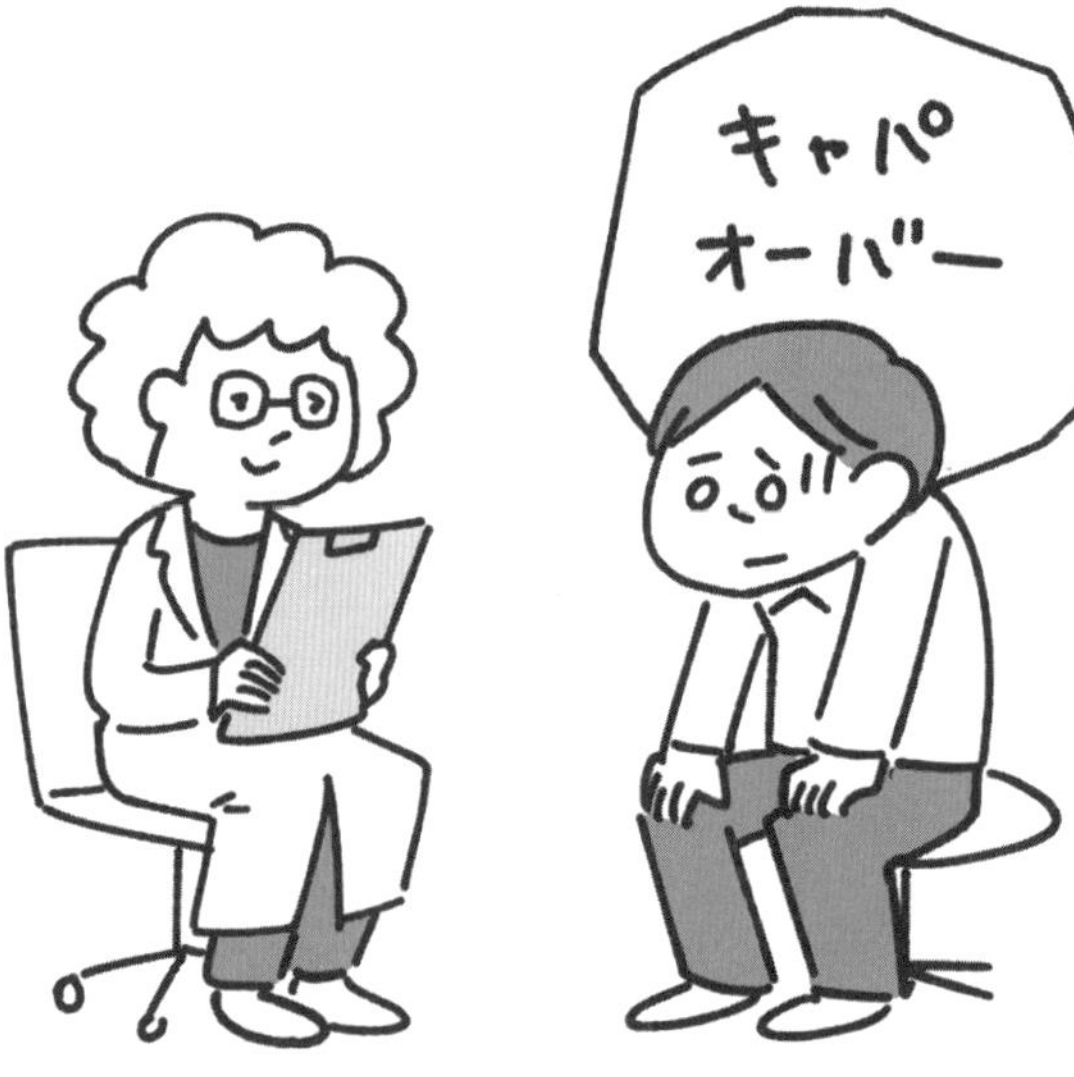

おわりに

いままで私が執筆してきた書籍に比べると、専門的で堅苦しい表現が少し多かったかもしれません。そもそも、「感情労働」という単語も知らずに読み始めてくださった人もいると思います。最後まで読んでくださって本当にありがとうございます。本書を通じて、**感情労働というものが決して特殊なものではなく、多くの人に関係のある働き方だということが伝われば嬉しい限りです。**そのため、本書はできるだけ多くのケーススタディを紹介して、みなさん自身が働いている場面を想像しやすいように工夫をしました。まずは、あなたの中で「自分の仕事も感情労働なんだ」と気づくことが大切です。そうすれば、事前に心が削られてしまうのを防いだり、セルフケアをしたりする必要性を知ることができます。

実際に、医療従事者の私も感情労働のど真ん中で働いており、患者さんからの無言の圧力にしんどくなることも多くあります。だからこそ、患者さんとの感情的な距離のバランスには常に気を配るようになりました。そのような経験もあったからか、産業医として活動をする時には、感情労働で苦しむ従業員の方々の話にも、まるで自分事であるかのように耳を傾けて共感することができるようになりました。また、直接お客さんと関わりのないオフィスワーカーなどの職場でも社内に感情労働が存在しており、心をすり減らして苦しんでいる現状があることにも気がつけたのは産業医として大きな経験になりました。

では、最後に一つだけ質問をさせてください。

「あなたの営業スマイルはおいくらですか？」と聞かれたら、どう答えるでしょうか？どう答えたらいいか悩みますよね？　ただ、いままであれば、営業スマイルを無償で提供することが当たり前と思い、「0円です」と笑顔で答えていたかもしれません。しかし、こうした考えに縛られていたあなたは感情をコントロールする負担が大きくなってしまい、余計に苦しむことも多かったのではないかと思います。そこで、ここまで本書を読んでくださったあなたは、**営業スマイルを無償だとは決めつけずに「精神的なコストが十分にかかっているんだ！」という事実を堂々と受け入れてほしいのです。**

でも、あなた自身もニコッと笑顔で接客しない従業員に対し、「愛想がない店員だなぁ」と文句の一つもいいたくなる時もあるのではないかと思います。そう、人間とは矛盾だらけの存在なのです。つまり、自分が日々の感情労働をしんどく感じていて「これがなくなればどれだけ楽か」と思っているのにもかかわらず、「自分もしんどく感じているのだから、相手もそのような思いをすべきだ」とも思ってしまうのです。一人だけ抜け駆けするような態度は、周囲に不公平感や不快感を与えてしまいます。このような世間の同調圧力がなくならない限り、本来は対等であるお客さんと従業員の関係性は変わりません。従業員が相手の求める感情を当たり前に提供する風潮はまだまだ続いていくことでしょう。

だからこそ、私は個人レベルだけではなく、社会全体がもっと感情労働の大変さを認識し、メンタルヘルスケアに投資するように変わっていくことを望んでいます。もちろん、「感情労働の扱いは変わらないよ」という考えも理解できます。しかし、私たちはコロナ禍で当たり前が当たり前ではなくなる日常を経験しました。また、容姿を理由にした差別的な扱いをするルッキズムやＬＧＢＴＱをはじめとする性の多様性の問題など、いままではフタをされていた文化や価値観が大きく様変わりする姿も目の当たりにしています。

したがって、**感情労働の社会的な扱いも気がついたら、いま以上に評価されるようになっていることを期待してもよいのではないでしょうか。**そのためには、自分自身の幸福といまの仕事の健全なバランスを取ったうえで、「感情労働ってしんどいよね」という本音も口にするところから、社会が変わっていくのではないかと思います。本書がそのお役に立てることを願っています。

最後になりましたが、患者さんを治療するための知識やスキルだけではなく、サポートする側である医療従事者がバーンアウトせずに、息長く働くためにバランスの取れた働き方が大切であることを早期から指導してくださった国分病院の木下秀夫先生に深く感謝申し上げます。

参考文献

1) Edmondson A. Psychological safety and learning behavior in work teams. Administrative Science Quarterly 1999;44(2):350–83. https://doi.org/10.2307/2666999

2) Catmull Ed, et al. Creativity, Inc. Random House, 2014.

3) Tjosvold D, et al. Constructively managing conflicts in organizations. Annual Review of Organizational Psychology and Organizational Behavior 2014;1(1):545–68.

4) Grandey A A. Emotion regulation in the work-place：A new way to conceptualize emotional labor. J.Occup Health Psychol 2000;5(1):95–110.

5) Strack F, et al. "Inhibiting and facilitating conditions of the human smile: a nonobtrusive test of the facial feedback hypothesis. Journal of Personality and Social Psychology 1988;54(5):768–77.

著者略歴
井上 智介（いのうえ ともすけ）
産業医・精神科医。
兵庫県出身。島根大学医学部を卒業後、大阪を中心に精神科医・産業医として活動する。産業医としては毎月30社以上を訪問し、精神科医としてはうつ病、適応障害などの疾患の治療にあたっている。
「おおざっぱに（rough）笑って（laugh）生きてほしい」という思いから「ラフドクター」を名乗り、ブログやSNS、講演会などで情報発信している。『1万人超を救ったメンタル産業医の職場の「しんどい」がスーッと消え去る大全』『「あの人がいるだけで会社がしんどい……」がラクになる　職場のめんどくさい人から自分を守る心理学』など著書多数。

イラスト　高栁 浩太郎
デザイン　小口 翔平＋畑中 茜＋嵩あかり（tobufune）
DTP　濱井 信作（compose）
校正　佐藤 鈴木
編集　奥村 友彦

もう作り笑いなんて必要ない！
みんなのネガティブ感情のおてあて
── 心理的安全性を高めて感情労働がラクになる ──

2023年12月15日　第1刷発行
著　者 井上 智介
発行者 須永 光美
発行所 ライフサイエンス出版株式会社
〒156-0043　東京都世田谷区松原6-8-7
TEL 03-6275-1522（代）　FAX 03-6275-1527
https://lifescience.co.jp
印刷所 大村印刷株式会社

Printed in Japan
ISBN 978-4-89775-474-1 C0011